体のゆがみは「痛み」や「万病」の原因！

悪い姿勢は天井を見つめて治しなさい

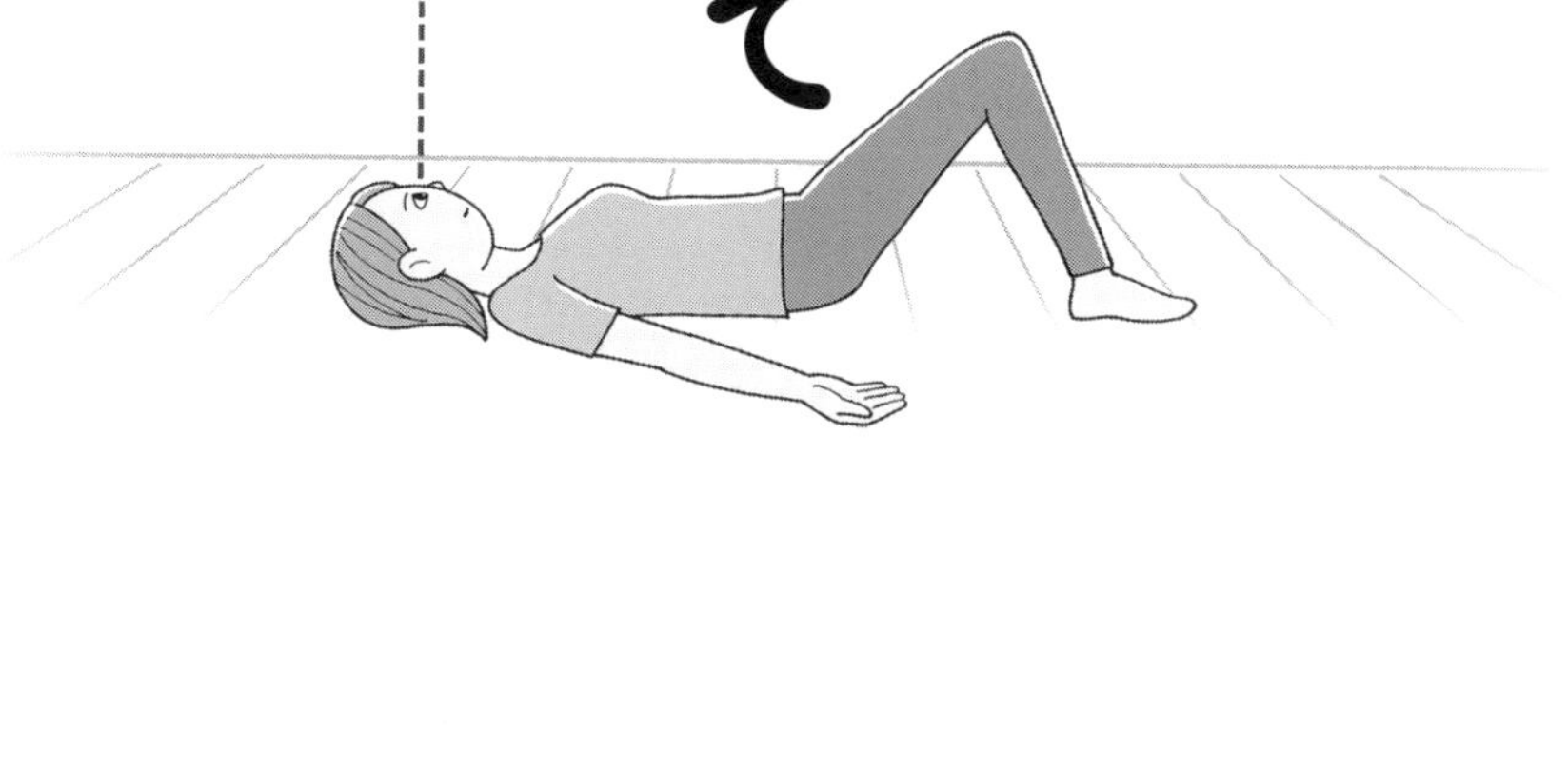

中村弘志
骨格視覚矯正創始者

ビジネス社

はじめに

悪い姿勢を治すには「目」が大事

この本には、日々生じてくる体のゆがみを、自宅で〝ゴッドハンドの手技以上に〟高い精度で整える方法を書きました。

これまで、姿勢をよくするために整体に通ったり、コルセットをつけたり、筋トレ、ヨガなどをした経験はありませんか？　書店には「背骨のゆがみを治す」とか、「姿勢を正しくする」ことがいかに健康寿命につながるかを教えてくれる本が、山のように並んでいます。そうした本を読まれた方もいらっしゃるでしょう。

ところが、「いろいろと試したけど、効果がなかった」とか「逆に痛めてしまった」という声をよく耳にします。

それは「目から」背骨のゆがみを治してないからです。

私の理論は、「目から」ゆがみを治すことの重要性に着目した、これまでの常識を打ち破る画期的なものです。しかし、医学的には、視覚が体のバランスに最も影響しているのは常識です。

だからこそ、本書で紹介する理論や体操を正しく理解して、習慣化された方からは、「痛み」や「病気」が改善しただけでなく、「肌がきれいになった」「小顔になった」「痩せた」「ゴルフの飛距離が伸びた」など、生活のさまざまな面でよい影響が出ているという、うれしいご報告をいただいています。

その理由と理論の中身を、これから詳しくお伝えしていきます。


ご挨拶よりも先に熱く語ってしまいましたが、私は骨格視覚矯正 創始者の中村弘志と申します。

東京のＪＲ日暮里駅近くにある中村接骨院で院長、そして中村薬 漢方堂の代表を務めています。

今から約30年前、妹が脊髄を損傷しました。「手術はしますが、一生、車椅子の生活になります」と医師に宣告されたことから、「医師が治せないなら、兄の私が治す」と決意し、それまでの気功や整体の知識・技術を活かして妹の治療に専念しました。

怪我をした妹は寝返りもできず、ずっと仰向けでベッドの上にいました。仰向けだから、「見つめるのは天井ばかり」。私は試行錯誤しながら独自の治療法を考え、妹の看病を続けました。そして、妹は症状が改善し、普通に暮らせるまでになりました。もちろん、手術をはじめ、力を尽くしてくださった医師には感謝しています。

このときの経験は、ゆがんだ姿勢を精度高く正しいものに治し、顔のゆがみまでとっていく現在の治療法につながっています。

私はこれまで25年以上、数多くの患者様の施術を行ってきました。そのなかで、背骨が前後左右にゆがみ、しかも、首が体よりも前の位置にあり、腰が反っている方が多いことに気づきました。私は多くの症例から、このゆがみこそが、すべての不調の根幹にあると確信したのです。

この背骨のゆがみを改善するにはどうしたらいいかと研究を続けるうちに、ある真実に突き当たったのです。

それは、背骨のゆがみや姿勢を根本的に治していくためには、「目から」が大事だということです。

今、これを読まれている読者の方は、「えっ!?」と思われるかもしれません。しかし、この本を読み進めていただくなかで「目から背骨のゆがみを治す」ことの意味と、その重要性に納得していただけると思います。

「背骨を制するものは健康を制す」

それくらい、背骨は健康に大きく影響します。この本を読むことで、背骨への理解が深まり「目から」背骨のゆがみを整えられるよう願っています。

骨格視覚矯正　創始者　中村弘志

第1章 体の「痛み」や「不調」は背骨のゆがみから始まる

第2章

姿勢は「目」と「短回旋筋」で整える

第3章

背骨のゆがみを体操で改善する

第4章

悪い姿勢を改善したら、こんなに生活が楽しくなった！

第5章 私はなぜ「骨格視覚矯正」の創始者になったのか

第1章

体の「痛み」や「不調」は背骨のゆがみから始まる

背骨は体の〝大黒柱〟

人間の体は約２００もの骨によって構成されています。そのなかでも、〝一家の大黒柱〟のように体を支えてくれているのが背骨です。

背骨を上から見たとき、「前」「中間」「後ろ」にわけると、体の支え方がよくわかります。

実は「前」のほうは丸い円で、ここだけで体を支えているのです。「中間」は神経が通っていて、「後ろ」の背骨が、体の位置を調整しています。つまり、重い頭と体は「前」の背骨が支えて、「後ろ」の背骨が位置調整をしているのです。

「前」のほうの背骨を椎体《ついたい》といいます。椎体は円柱を輪切りにしたような形をしており、この椎体が24個、縦に積み重なった関節として、体を支えています。

背骨は上から順番に名前がついています。首の部分にあたるのが頸椎《けいつい》で、7個の骨で構成されています。その下の胸のあたりから腰の手前までが胸椎《きょうつい》で12個から成り、腰から骨盤のあたりまでを腰椎《ようつい》といって、これは5個の骨から成っています。これらの骨と、

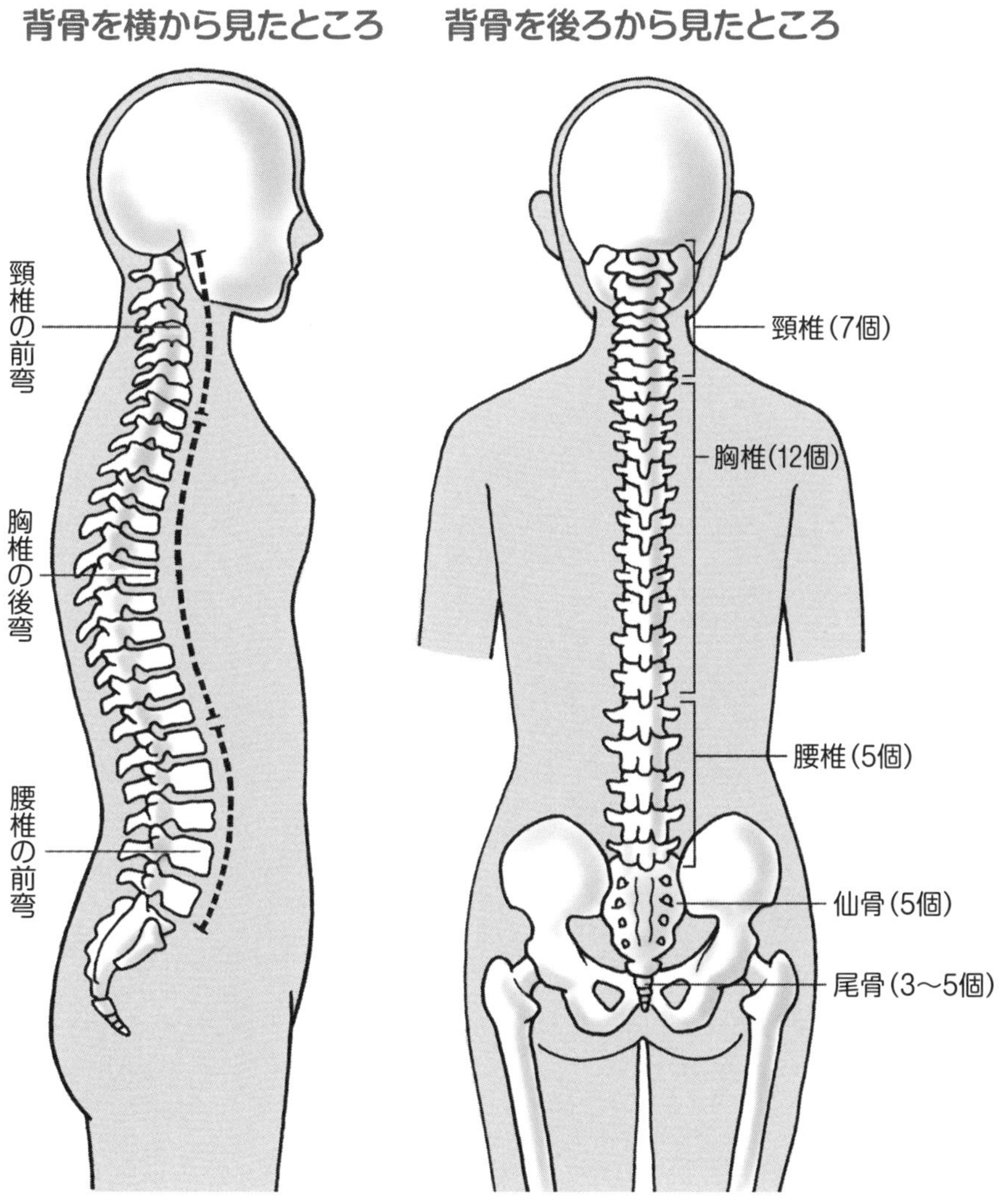
背骨を横から見たところ
頸椎の前弯
胸椎の後弯
腰椎の前弯
背骨を後ろから見たところ
頸椎（7個）
胸椎（12個）
腰椎（5個）
仙骨（5個）
尾骨（3～5個）

それぞれの骨の間をつなぐ椎間板《ついかんばん》と呼ばれる軟骨で、背骨は構成されています。

背骨の一番下、腰の中央にあるボコッと出ている骨が仙骨《せんこつ》です。ちなみに仙骨の下にあるのが尾骨《びこつ》です。人は進化の過程でしっぽを失いましたが、尾骨はその名残です。

背骨は正面から見るとまっすぐですが、横から見ると緩やかなカーブを描いています。頸椎は前方に向かってカーブし、胸椎は後方に向かってカーブ、そして腰椎は再び前へとカーブしています。

胸椎を上から見たところ

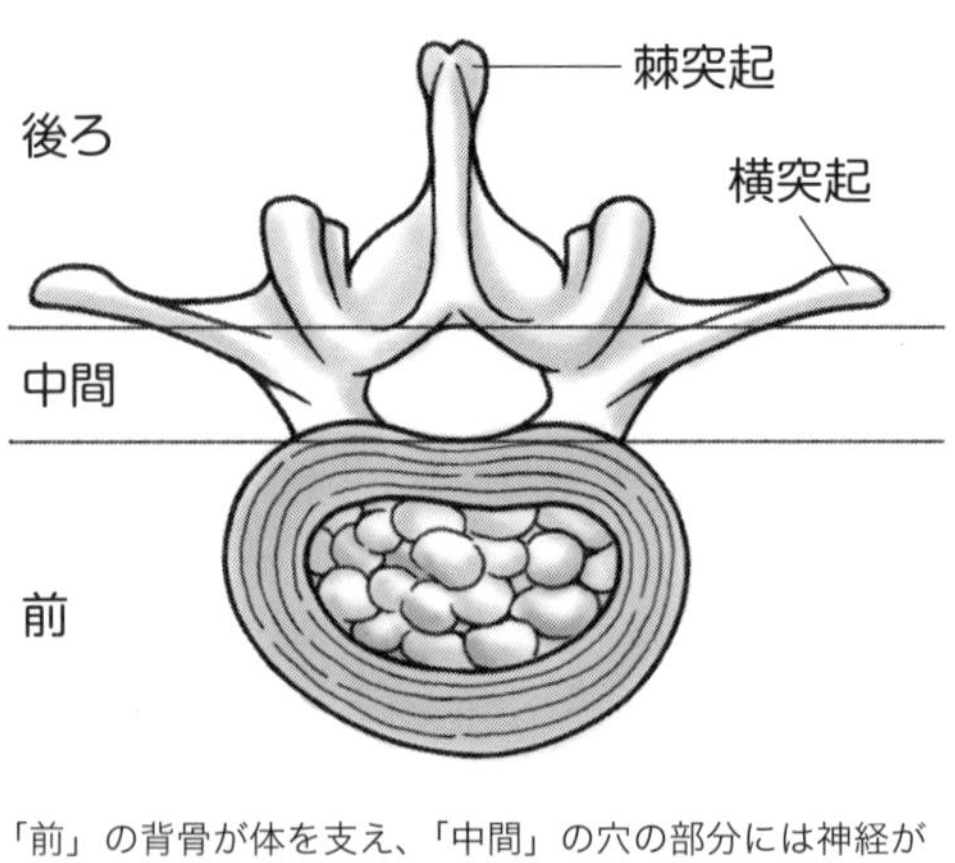

「前」の背骨が体を支え、「中間」の穴の部分には神経が通っている。「後ろ」の背骨は体の位置を調節する。

気づかないうちに進行するひざ関節炎

痛みがなくても実は何かしらの疾病や関節のすり減り、変形が進行している場合があります。

関節の例でお話します。人生で初めてひざが痛くなったということで、ある患者さんが私の接骨院へ来られました。

その方のひざ関節を超音波画像診断装置で診察すると、すでに数カ月以上前から、あるいは数年前からでないと起こりえないほど関節がすり減り、変形していました。これまで痛みが出なかったのが不思議なぐらいすり減っていたのです。実は、こういう方はけっこういらっしゃるのです。

ひざ関節の位置ズレが生じているにもかかわらず、痛みがないので放置したまま日常生活を送り続けたことで、足の荷重線（股関節から足関節の中心までを結ぶ線）もすっかりO脚に歪んでしまっていました。

背骨に重力がかかることでひざ関節にも影響が出る

ひざ関節の荷重線が正常で、ひざ関節に痛みがなくても、頭部が正しい位置からズレて傾いていることで、ひざ関節のすり減りや、変形が進むことはよくあります。

荷重線がまっすぐでないとひざに負担がかかる

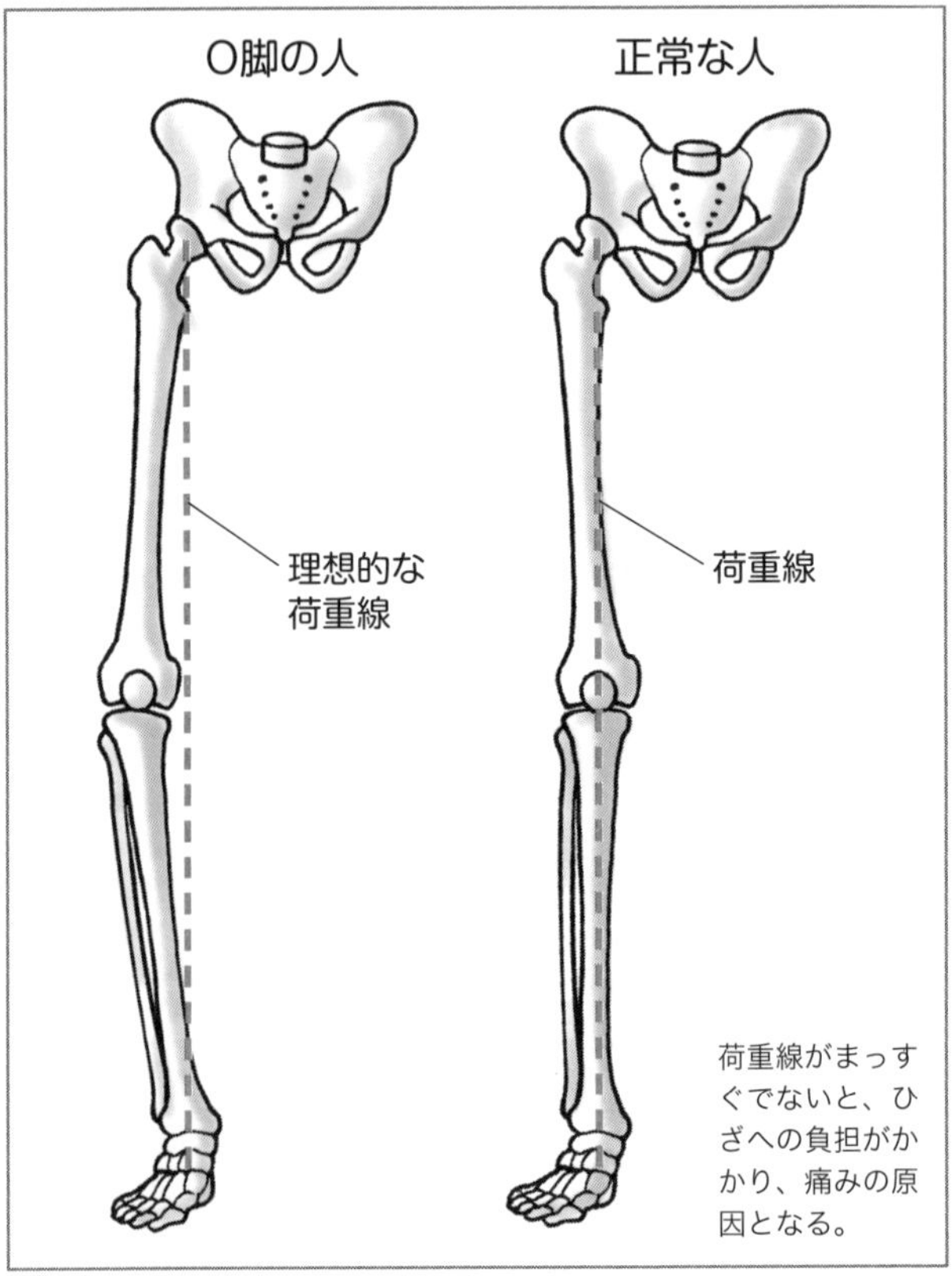

荷重線がまっすぐでないと、ひざへの負担がかかり、痛みの原因となる。

自覚のないまま、重い頭蓋骨を左右に揺らしながら歩くことで、足を地面に着地するたびに、ひざ関節がぐらつき、負担がかかっているのです。

また、姿勢が悪いと左右のバランスが悪くなるため、どうしてもひざ関節を曲げてバランスをとろうとしてしまいます。そのため、ひざを伸ばして颯爽と歩くことができません。見た目もよくあ

痛みを感じなくても関節はすり減っている

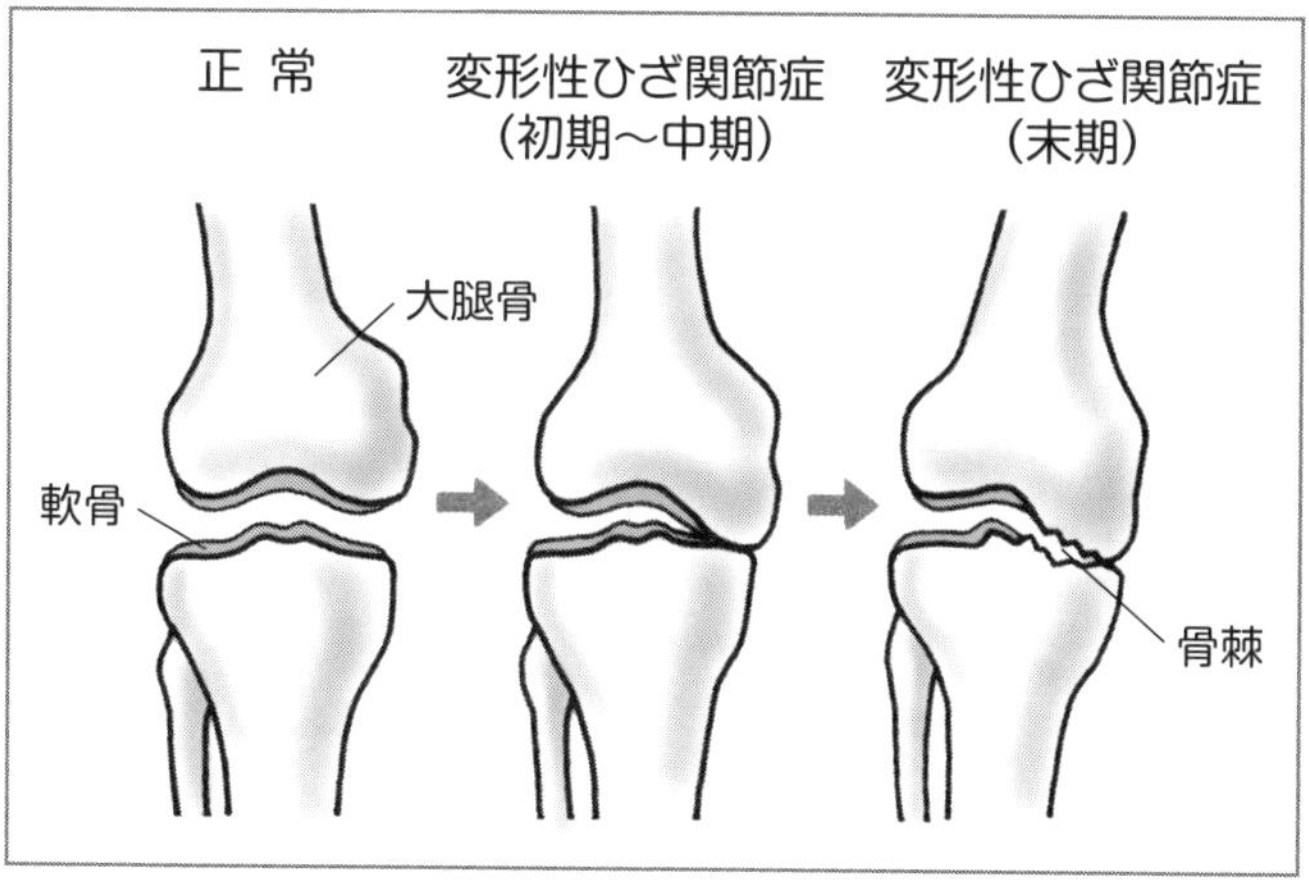

りませんが、歩き方も老けて見えます。

ただ、それ以上に問題なのは、ひざが曲がった状態で歩いていると、足が地面に着地するときにグラつきやすいので、余計に関節がすり減ってしまうことです。

人の体の上には重い頭部があり、その下の背骨一つひとつに重力がかかることで、ひざ関節全体に影響が出て、ひざ関節症が引き起こされるというわけです。

頸椎、腰椎も同じです。背骨と背骨の間がズレたまま、頭を前に傾け、ねこ背の姿勢で歩いたり、作業したりすることが多いと、将来的には背骨全体がすり減り、変形し、老化し、負傷しやすくなります。重さのかかる腰椎・骨盤のあたりに症状が出やすいために、結果的に脊柱《せきちゅう》管狭窄症《かんきょうさくしょう》、ヘルニアに悩む人が多くなるのです。

背骨のゆがみによって引き起こされる痛み・病気

人間は、重い頭部を24個ある背骨の上にのせて日々生活しています。頭の重さは体重の約13％といわれますから、体重50kgの人なら、6～7kgもある頭部を24個の背骨にのせた状態で歩いたり、座ったりしているわけです。

頭部の位置が体幹軸からズレて、その重さが体にかかると、背骨はゆがんでしまいます。

この背骨のゆがみが、すべての痛み・病気のはじまりです。どのような症状、病気が引き起こされるか見ていきましょう。

頭痛・肩こり

背骨のゆがみがもたらす症状の代表格ともいえるのが、頭痛と肩こりです。

多くの社会人が朝から晩までパソコンの前に座って仕事をし、ちょっと時間があればスマホをずっと見ています。そういう生活を続けていると、どうしてもねこ背など、悪い姿勢になってしまいます。その時点ですでに背骨がゆがんでいることになるわけですが、放置していると頸椎や胸椎の関節に大きな負担がかかり、痛みが出てきます。

人によっては肩や首のこりだけでなく、頭が重い、目が痛いといった症状も出てきます。実際、ここ数年、頸椎ヘルニア、腰痛などの不調に悩まされる人がどんどん増えている状況です。

ストレートネック（スマホ首）

程度の差はあるものの、日本人の約8割以上の人に症状が出ているといわれているのがストレートネック（スマホ首）です。

首の骨のことを頸椎といいます。7つの背骨と椎間板で構成されており、本来であれば、頸椎は緩やかに前弯しています。アーチ構造によって頭の重さを自然に支えることができているわけです。

それが崩れてしまっているのがストレートネックです。通常より顔の位置が前に出てしまうため、首の骨が前弯ではなく、まっすぐになってしまうのです。

その主な原因は、現代では間違いなくパソコンやスマホの見過ぎです。頸椎がしっかりアーチの形をしていれば、重い頭部をちゃんと支えることができます。

ストレートネック（スマホ首）と正常な頸椎

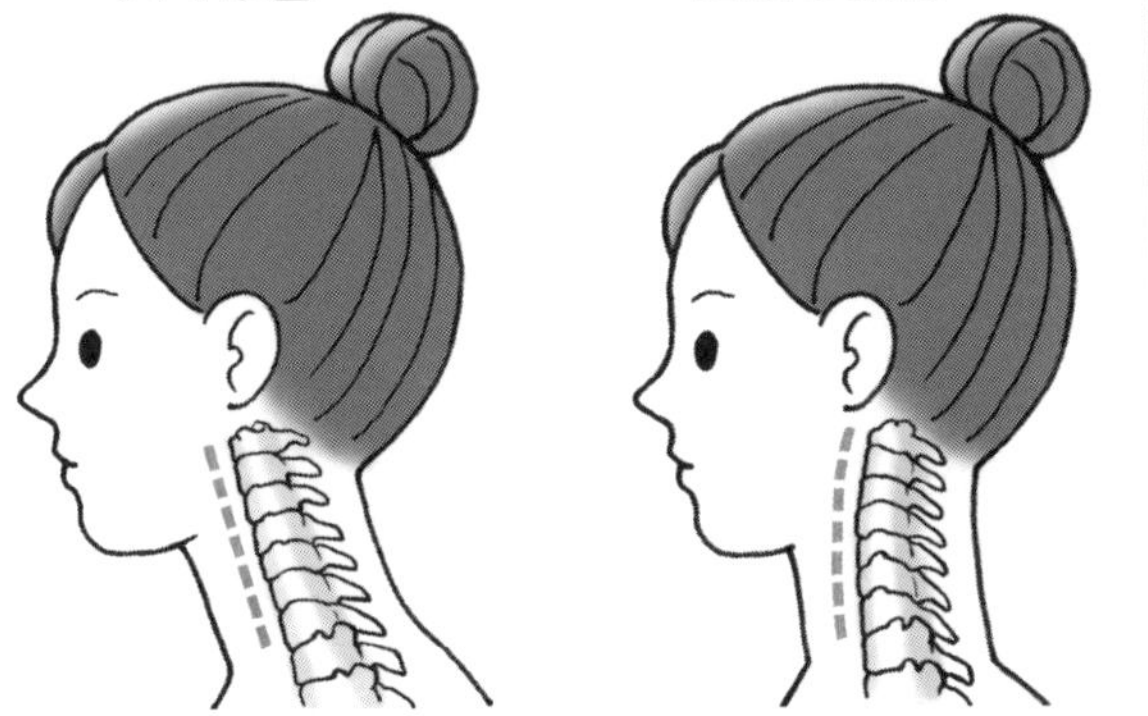

前傾姿勢を長く続けると、頸椎の前弯カーブが失われて、まっすぐに固まってしまう。

ところが、スマホを見るためにずっと顔を前へ傾け続けていると、首にかかる負荷も増していきます。その結果、首の後ろ側にある筋肉が重い頭を常に支え続ける状態になるため、その部分の筋肉がカチカチになり、首の骨が位置ズレした状態でまっすぐに固まってしまうのです。

また、ストレートネックによって筋肉が緊張することで、血管が圧迫されて脳への血流が悪くなります。それが原因となり、頭痛や目の疲れを引き起こしがちになるのです。

四十肩・五十肩

胸椎がゆがみ、動きが悪くなると肩甲骨の動きが悪くなり、その結果、腕の動きも悪くなります。それぞれの骨が連結しているからです。

人によってはズキズキする痛みが出たり、腕を上へ動かすことがままならなくなったりします。40代に症状が出ると四十肩、50代なら五十肩と呼ばれています。正式には肩関節周囲炎といいます。

数カ月で治癒する人がほとんどですが、放置すると日常生活が不自由になり、場合によっては関節が癒着して動かなくなるケースもあります。

五十肩の原因もやはり背骨のゆがみが関係しています。そもそも肩関節が正常に動くためには土台となる肩甲骨が正常に動く必要があります。そして、肩甲骨が正常に動くためには、肩甲骨の土台となる背骨が正しい動きをしていないといけません。

特にねこ背で背骨がほとんど動いていないと、腕を上げたときに肩甲骨を動かすことができにくくなってしまいます。実際、五十肩になる人の多くは姿勢が悪く、背骨と肩甲骨の動きが悪くなっている場合が多いのです。

腰痛

腰痛も背骨のゆがみに起因しています。

背骨を横から見ると（13ページ参照）まっすぐな直線ではありません。首が前、背中が後ろ、腰が前といった具合に、S字型のカーブを描いています。

なぜ、このような構造になっているかというと、飛び跳ねたりなど何かしらの衝撃があったときに、その衝撃の力を逃すことができるようにしておくためです。

もし、背骨がまっすぐだったとしたら、背骨は衝撃を逃すことができず、壊れやすくなります。それに、脳に直接振動が届いてしまい、脳へのダメージが大きくなります。

また、背骨が正しい位置からズレてゆがんでしまっていると、S字型の背骨によるクッション性が正しく機能しなくなるので、その分、腰へのダメージが大きくなります。その結果、腰痛が引き起こされます。

私はねこ背の人こそ要注意だと思っています。ねこ背の姿勢は、頭が前に倒れることで背中が丸まってしまっています。そのため腰の一部に負担がかかり、腰痛を引き起こすことにつながっているからです。

脊柱管狭窄症

背骨にストレスをかけ過ぎると発症してしまうのが、脊柱管狭窄症という病気です。

高齢になるにつれ、背骨と背骨の間を支える椎間板の水分が減少します。そうして腰に負担がかかりすぎると椎間板が損傷し、クッション性が大きく低下します。

それが原因で背骨にかかる負担もまた増大し、変形し始めます。さらに怖いのは脊髄の通り道である脊柱管（24ページ参照）が狭くなってしまい、変形が進んでしまうこと。

こうなると、脊柱管のなかを通る神経が圧迫され、歩行にともなう腰の痛みや、足のしびれなど、さまざまな症状が出てきます。

腰部脊柱管狭窄症は、腰椎の骨と骨の間が変形することで痛みを感じる疾患で、腰痛を訴える人の約40％を占めるといわれています。

高齢者に非常に多い疾患で、高齢者の10人に1人＝約580万人の日本人が脊柱管狭窄症という報告もあります。さらに、痛みを発症していない予備軍も含めると、国民の約3300万人程度が、背骨に関する問題を抱えているといわれています。

脊柱管狭窄症患者のうち約90％の方に歩行障害が見られるほか、身体的、精神的QOL（クオリティ・オブ・ライフ＝生活の質）が低下しているといった報告もあります。

非常に特徴的なのは、歩いているとお尻や足に痛みやしびれを感じ、休むとラクになる。そしてまた歩き始めると痛くなるという「間欠性跛行《かんけつせいはこう》」と呼ばれる症状が出ることです。

変形性腰椎症

加齢にともない、椎間板が痛んできたり、骨の変形が出てきたりすることで痛みを生じる疾患です。最初は痛みが出るぐらいですが、進行すると腰椎の神経の通り道が狭くなった状態になってしまい、腰部脊柱管狭窄症を発症することにつながっていきます。足のしびれや痛みが出てきたら要注意です。

脊柱管狭窄症は腰痛の末期症状

姿勢が悪い

パソコンやスマホを使う時間が長くなるにつれ、だんだんねこ背の姿勢に。

↓

腰が張る

ねこ背など悪い姿勢のまま生活していると腰への負担が大きくなり、腰が張ったような状態に。椎間板の弾力も知らず知らず低下する。

↓

ぎっくり腰

大きな荷物を持ち上げるような動作が引き金となり、腰に急に強い痛みが起こるのがぎっくり腰（急性腰痛）。椎間板が弱くなると起こりやすくなる。

↓

椎間板ヘルニア

椎間板が壊れ、後方に飛び出したヘルニアが神経を刺激して痛みが続く。

変形性腰椎症

加齢とともに椎間板が変形することで起こる。腰の張り、だるさ、重さもあるが、それ以上に足に痛みやしびれをともなう。

↓

脊柱管狭窄症

椎間板が壊れ、背骨が変形し、脊柱管が狭くなった状態が脊柱管狭窄症。脊柱管のなかの神経を圧迫することで強い痛みが起こる。

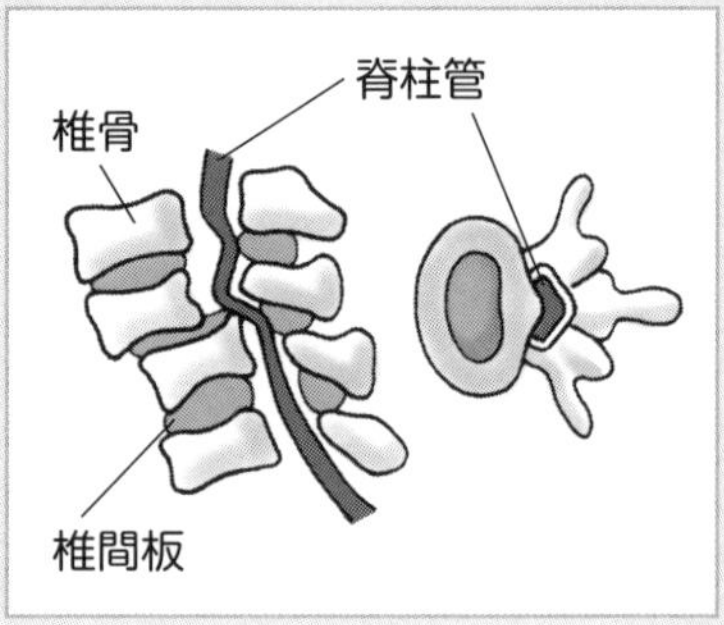

脊柱管狭窄症は、脊柱管が狭くなり、なかを通っている神経が圧迫されて痛みが出る。

ひざ痛

ひざの怪我、スポーツによる障害などに加えて、ひざ軟骨のすり減りなども原因として挙げられます。ひざ軟骨がすり減るとひざ痛が起きるのは、もともと軟骨がひざに加わる衝撃をやわらげる、緩衝材としての役目を持っているからです。ひざ軟骨が、ひざ関節を守っているわけです。

そもそも立っているだけでもひざ関節には体重がかかり、酷使されています。立ち上がったり、しゃがんだり、歩いたり、階段を上ったり下りたりといった動作をするとき、ひざは何度も曲げたり伸ばしたりを繰り返しています。そのたびに、ひざ関節には摩擦が生じます。

それだけならまだしも、加齢などもあってひざ関節の柔軟性がなくなると、ひざの可動範囲が狭くなります。ひざがしっかり伸びなくなるので、ひざへの負担がさらに大きくなり、緩衝材であるひざ軟骨もすり減ってしまいます。

そして、ひざ痛に大きく関係しているのがやはり背骨のゆがみです。

姿勢が悪い人には、背中の中央にある胸椎が丸まってしまう、いわゆるねこ背タイプと、反対にお腹を突き出すように腰が反ってしまう、反り腰タイプ、さらに、ねこ背で反り腰もあるタイプの方がいます。長時間座り続けている人、あまり歩かない人で腹筋が弱っている人に多い姿勢です。

どのタイプも頭が前に出てしまう姿勢にならざるをえないので、バランスをとるためにひざをまっすぐ伸ばしにくくなります。その結果、ひざ関節に大きな負担をかけることになるわけです。

変形性ひざ関節症

ひざの痛みと水がたまる症状の病気です。最初は立ち上がりや歩き始めなど、動作を開始するときに痛みがあり、休めば痛みがとれます。しかし、進行すると、正座や階段の上り下りが困難になり、さらに悪くなると安静時にも痛みがとれず、変形が目立って、ひざがまっすぐ伸びずに歩行困難となります。

変形性ひざ関節症の患者数は、自覚症状のある人が約1000万人、潜在的な患者(X線診断による患者数)は約3000万人と推定されています。

股関節痛

歩き始めや歩行時に、足の付け根が痛む症状です。いすから立ち上がった瞬間に痛みが走り、すぐに動けなかったりします。酷くなると、安静時や就寝時にも痛みます。

年齢とともに関節の軟骨がだんだんすり減ってしまうために起こる症状もあります。

頸椎椎間板ヘルニア

背骨をつなぐクッション役の椎間板が外力や、主に加齢変化によって後方に飛び出すことで発症する病気です。首や肩、腕に痛みやしびれが出たり、箸が持ちづらくなったりします。また、足のもつれ、歩行障害が出ることもあります。悪い姿勢で座ったまま仕事を続けたり、運動し続けたりすることが誘因になります。

椎間板ヘルニアとは

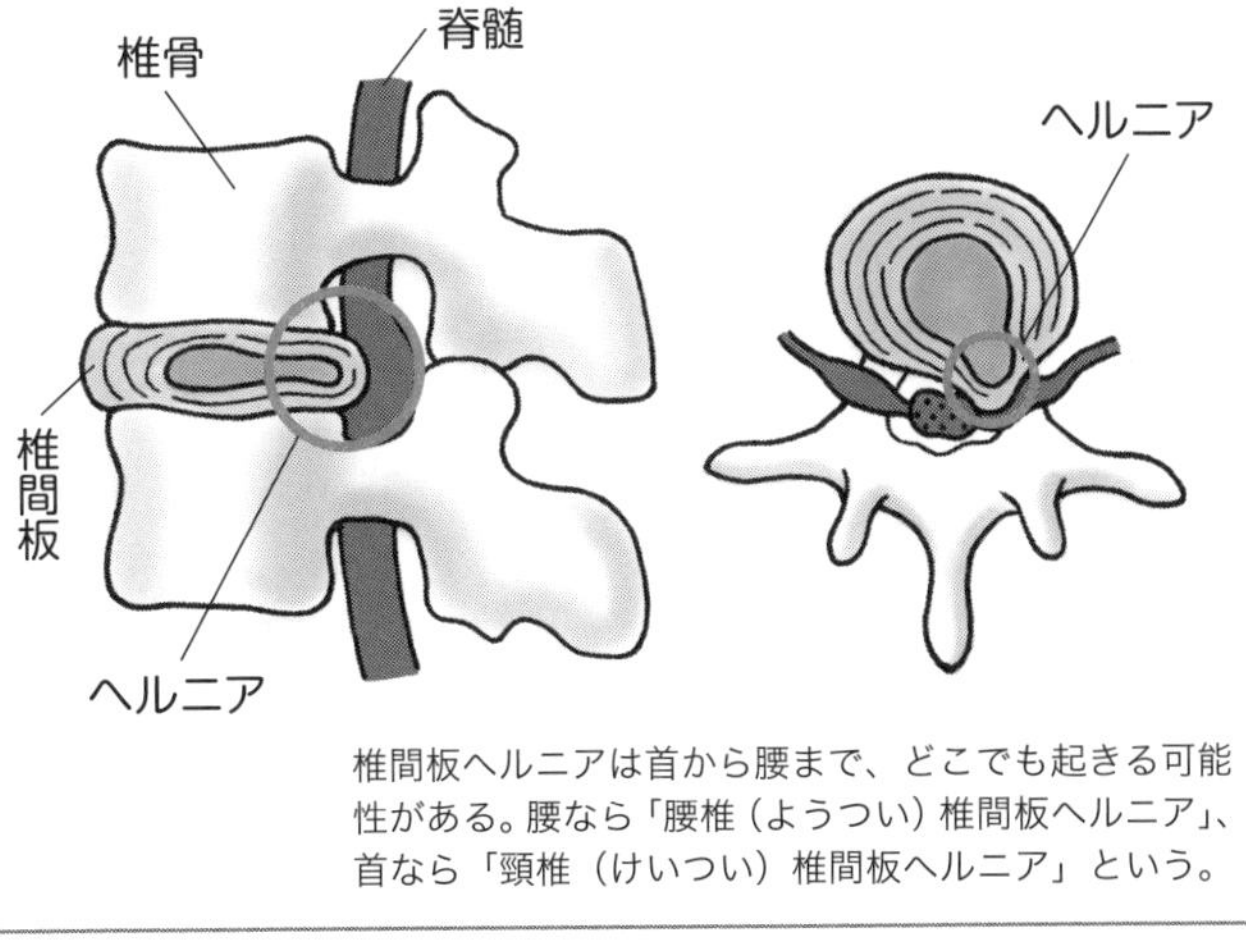

椎間板ヘルニアは首から腰まで、どこでも起きる可能性がある。腰なら「腰椎（ようつい）椎間板ヘルニア」、首なら「頸椎（けいつい）椎間板ヘルニア」という。

背骨のゆがみが自律神経、内臓機能の低下にも影響

背骨は頭蓋骨と連結しているだけでなく、脳の視床下部によってコントロールされている自律神経ともつながっています。

脳の延髄《えんずい》という部分から背骨に向かって、脊髄《せきずい》と呼ばれる細長い神経の束が伸びています。この脊髄神経が脊柱管という背骨の真ん中にある空洞を通っています。脊髄神経は枝分かれして、筋肉だけでなく、内臓とも連結しています。

背骨がゆがんで自律神経が圧迫されると、正常な内臓の働きが妨げられます。

ねこ背で背中が丸まっている人は、胸焼けや腹痛、胃もたれをよく起こしていませんか？　これは背骨のゆがみによって、胃や腸などの消化管が圧迫されることも原因のひとつです。

逆流性食道炎など消化器系の疾患を発症したりするだけでなく、内臓全般の機能低下につながってしまいます。場合によっては、うつやパニック障害など、自律神経系の精神疾患を発症してしまう人もいます。

息切れも背骨のゆがみが原因⁉

背骨のゆがみは肺にも悪影響を与えます。ゆがみが肺も圧迫するので、肺活量が少なくなるのです。

以前は坂道や階段をすいすいと上ることができたのに、いつしか息切れするようになってしまったという方は、体力不足もあるかもしれませんが、背骨がゆがんでいるせいかもしれません。

肺活量が減ってしまうと脳は酸欠状態が続き、眠りが浅かったり、疲れがとれないといった身体的な症状だけでなく、やる気が出ない、自信が持てないなど、精神面にも大きな影響を及ぼします。

このように、背骨は筋肉だけでなく、内臓ともつながっており、内臓の働きにも大きな影響を与えているのです。

また、背骨がゆがむことで首の後ろが詰まってしまうため、常に全身の血液が滞り、瘀血《おけつ》がたまりやすくなり、血栓ができやすくなります。それによって三大疾病の２つ、心筋梗塞、脳梗塞を発症することにもなりかねません。

まだまだある！ 背骨のゆがみが原因の病気

背骨のゆがみが原因で起こる病気をいくつか紹介してきましたが、実はまだまだこんなにたくさんあります。背骨のゆがみを整えれば、こうした症状、疾患を未然に防ぐことができるということです。

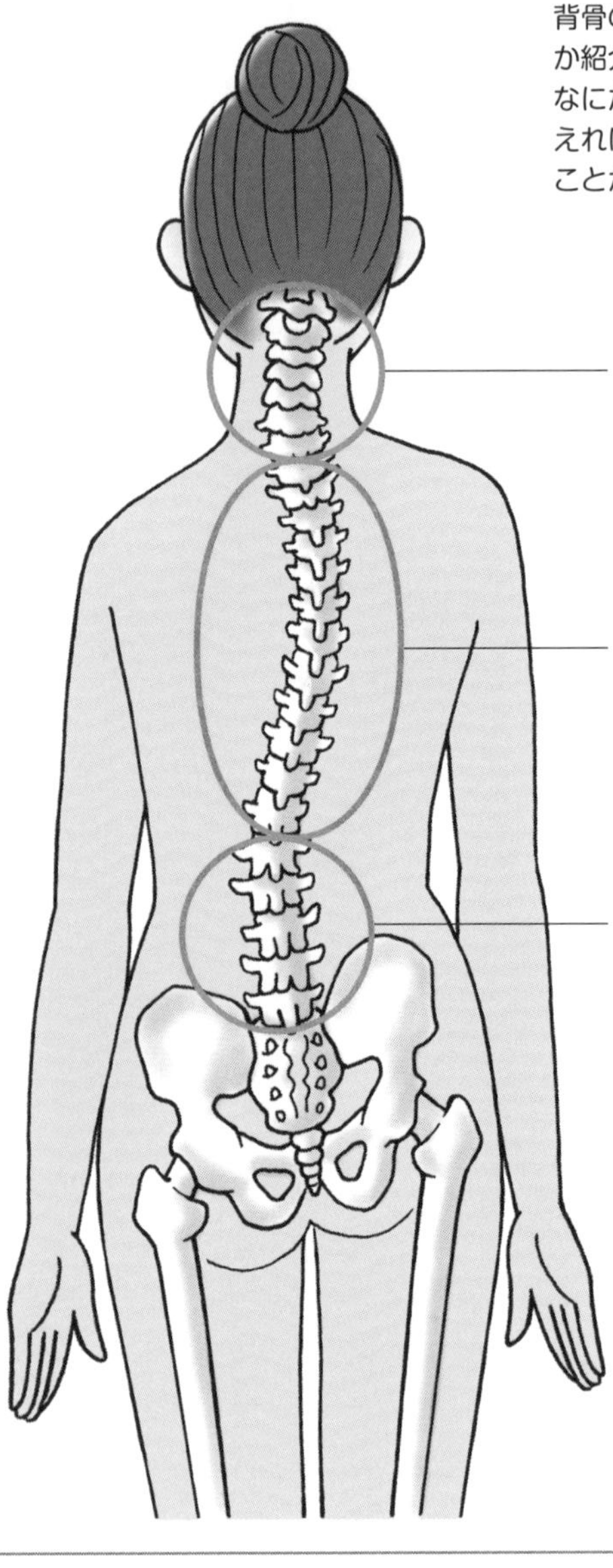

頸椎

頭痛、めまい、耳鳴り、突発性難聴、不眠症、自律神経失調症、肩こり、首の痛み、五十肩、歯痛、指のしびれなど

胸椎

ぜんそく、呼吸障害、狭心症、肝機能障害、胃・十二指腸、すい臓、腎臓、糖尿病など

腰椎

腰痛、座骨神経痛、腰部脊柱管狭窄症、椎間板ヘルニア、腰椎すべり症、そけい部・ひざの痛み、大腸・直腸障害、便秘、足がつる、不妊症、生理不順、婦人科系疾患など

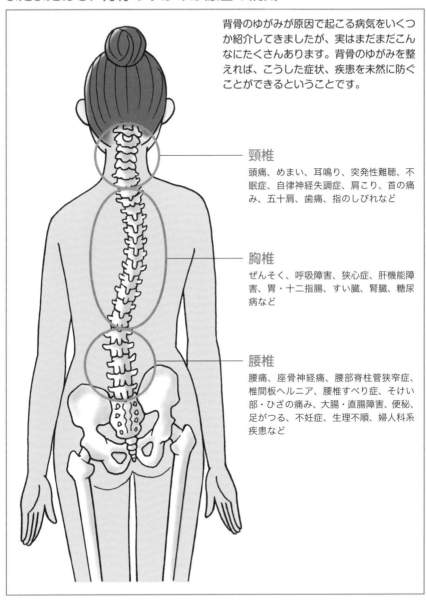

「気」「血」「水」の流れを乱すのも背骨のゆがみが原因

私は漢方の専門家でもあるので、東洋医学の観点からも少しお話ししたいと思います。東洋医学では、人間の体は「気」「血」「水」によって成り立っており、それらが過不足なく、全身を巡っている状態が健康だと考えます。

背骨のゆがみは、まさにこの東洋医学の「気」「血」「水」を乱す根源にもなります。

「気」…人間の体を動かす根源的なエネルギー。呼吸力。

「血」…西洋医学でいう血液と同じ。血液同様、全身に酸素や栄養を運んだり、老廃物や毒素を肝臓や腎臓に運んだり、ホルモンバランスを調整するもの。

「水」…体内にある透明な液体。鼻水や尿、リンパ液など体内にある水分（体液）を指す。人間の体の約60％は水分でできている。

悪い姿勢で「気」＝呼吸力が少なくなる

「気」「血」「水」のうち、「気」は東洋医学では、人間の根源エネルギーであり、呼吸力と考えます。

例えば、胸郭を鳥かごとして、そのなかに、空気が入ると膨らむ風船が入っているとします。たくさん空気を吸えば風船は膨らみますが、そのまわりを覆っている鳥かご＝胸郭が小さければ、吸い込む空気の量は少なくなり、風船の膨らみにも限度ができてしまいます。

この鳥かごとなる胸郭を小さくしてしまうのが、ねこ背など悪い姿勢や、背骨のゆがみです。とくに前かがみの姿勢をずっと続けていると肩甲骨の位置が前になり、胸郭が開きにくくなります。

「気」＝呼吸力が少なくなると、元気がない、疲れやすい、気力が出ないほか、免疫力が低下し、風邪を引きやすくなったり、胃腸虚弱になったりします。

それだけ、背骨のゆがみは人間の「気」をも奪ってしまうわけです。

一方、姿勢がよく、思いっきり空気を吸い込むことができる人は、ふだんからはつらつとして人生を謳歌しています。

「血」と「水」も滞る

次に「血」をみていきます。

血液は心臓のポンプ作用で心臓から押し出され、体中に流れていきます。

頭につながる頸椎、首のラインが正常で、体幹軸もしっかりした姿勢であれば、血管を圧迫されることはないので、そのまま血液もスムーズに流れます。しかし、姿勢が悪く、首の付け根あたりの血管が圧迫されると血流が悪くなります。血が滞ることによって肩こり、首の痛み、頭痛などの症状も出てきます。

血液が正常に脳に送られにくくなることによって、脳に酸素が十分に行きづらくなり、ふだんから頭が冴えなかったり、常に眠かったり、なぜかあくびがよく出るなど、不定愁訴といわれる症状が出てしまいます。

ちなみに三大疾病のうち2つ、脳梗塞と心筋梗塞は、脳や心臓という命にかかわる重要な器官に届くはずの血液が、血栓によって滞ることで発症します。

最後に「水」の説明をします。東洋医学でいう「水」とは、体液および水分代謝のことです。これも代謝が悪くなると尿量が減少したり、むくみ、頭痛、めまい、鼻水、水太りなどの症状となって現れます。この「水」が滞る原因もまた、背骨のゆがみや姿勢の悪さです。夜中のトイレ、飲酒による水毒も「水」に関係しています。

漢方の専門家だからこそわかる漢方薬の限界

「気」「血」「水」の3つがバランスよく保たれることによって、不調は取り除かれ、脳梗塞や心筋梗塞、さらには突然死などの恐ろしい病気を予防することができます。この「気」「血」「水」を漢方では生薬の力で整え高めることを基本としています。

もちろん、それも大切なことです。しかし、漢方薬では背骨のゆがみを治すことはできません。つまり、根本的な解決を漢方では導けないのです。それは私自身が漢方薬の専門家だからこそ言えることです。

「気」「血」「水」の流れをスムーズにする一番の方法は、背骨のゆがみを治すことに尽きるというわけなのです。

体を構成する「気」「血」「水」

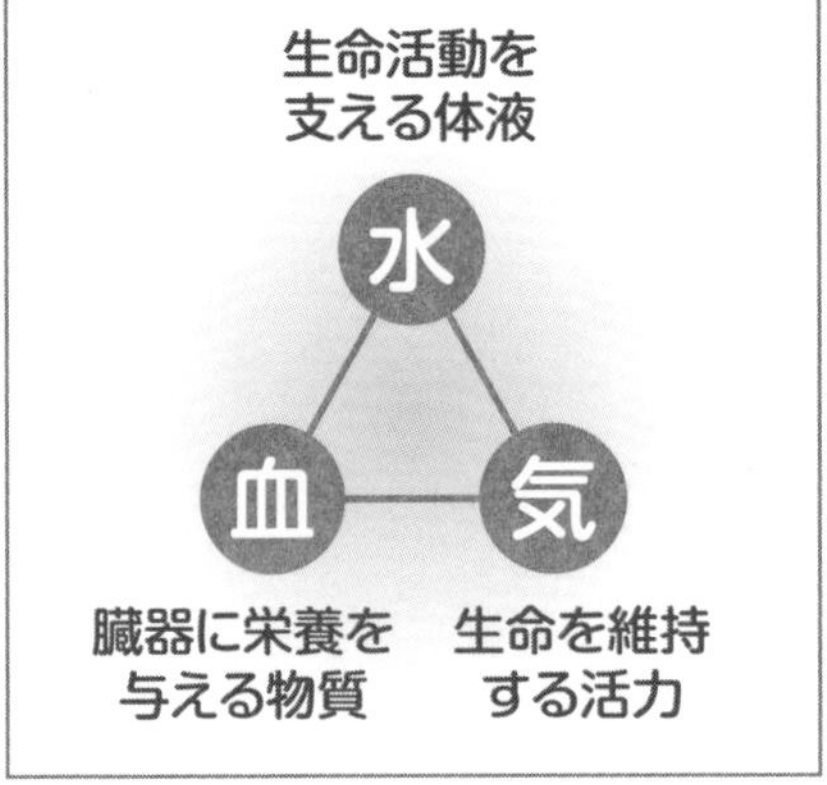

第2章

姿勢は「目」と「短回旋筋」で整える

ステップ1――姿勢を支える「背骨」の特徴を知る①

姿勢が悪くなるのは自然の摂理

なぜ、人の背骨はゆがんでしまうのでしょうか。

いくつか理由はありますが、そもそも人間は四つ足歩行の脊椎動物だったことが大きいです。

人間が直立二足歩行をするようになったのは約400万年前のこと。それによって両手が自由に使えるようになりました。手を動かす運動神経は、脳のなかで非常に広い面積を占めていたため、手を使えば使うほど脳が発達し、脳もまた大きくなっていきました。

脳が大きくなるにつれて、脳を保護し、守っている頭蓋骨もまた大きくなりました。もともと人間は四つ足で歩いていたのに、想定外の直立二足歩行という進化を遂げ、しかも頭まで大きくなってしまったのです。そんな巨大化した頭部を支えることになった背骨には、想像以上に大きな負担がかかっているというわけです。

衝撃の緩衝材でもある背骨は、不安定な構造

第1章でもお話ししたように、私たちの背骨の「前」のほうは円柱を輪切りにしたような椎体24個が積み重なって、体の重さを支える構造になっています。

これはあまり知られていませんが、背骨と背骨の間は、ひざ関節と同じように、「関節」です。平面と平面が積み重なっている構造のため、「平面関節」(※)といいます。そのため、背骨はズレやすいのです。

背骨と背骨の間にあってクッション的な役割を果たしているのが椎間板《ついかんばん》です。これはやわらかいゲル状の組織で、バランスが非常にとりづらいです。

背骨はそんな心許ない椎間板を間に挟み、重なっているため、外から力が加わると崩れやすいといった特色があります。

椎間板はあんパンみたいなもの

私はよく患者さんに、椎間板はあんパンのようなものだと話します。

椎間板の中には髄液がありますが、この髄液があんこです。

あんパンを平らな台にのせ、上と下から力を加えるとどうなるでしょうか。ある程度の力で押しつぶすだけなら、なかのあんこが外に飛び出ることはありません。しかし、すりつぶすような大きな力が加わると、パンの生地部分が裂けて、なかのあんこが飛び

※背骨の「後ろ」にある関節を椎間関節といいます。こちらも「平面関節」のため安定感がありません。背骨の一番上の頸椎は環椎といって、環状に近い形です。本書はできるだけわかりやすく説明するため、これらの詳細は省略しています。

椎間板ヘルニア

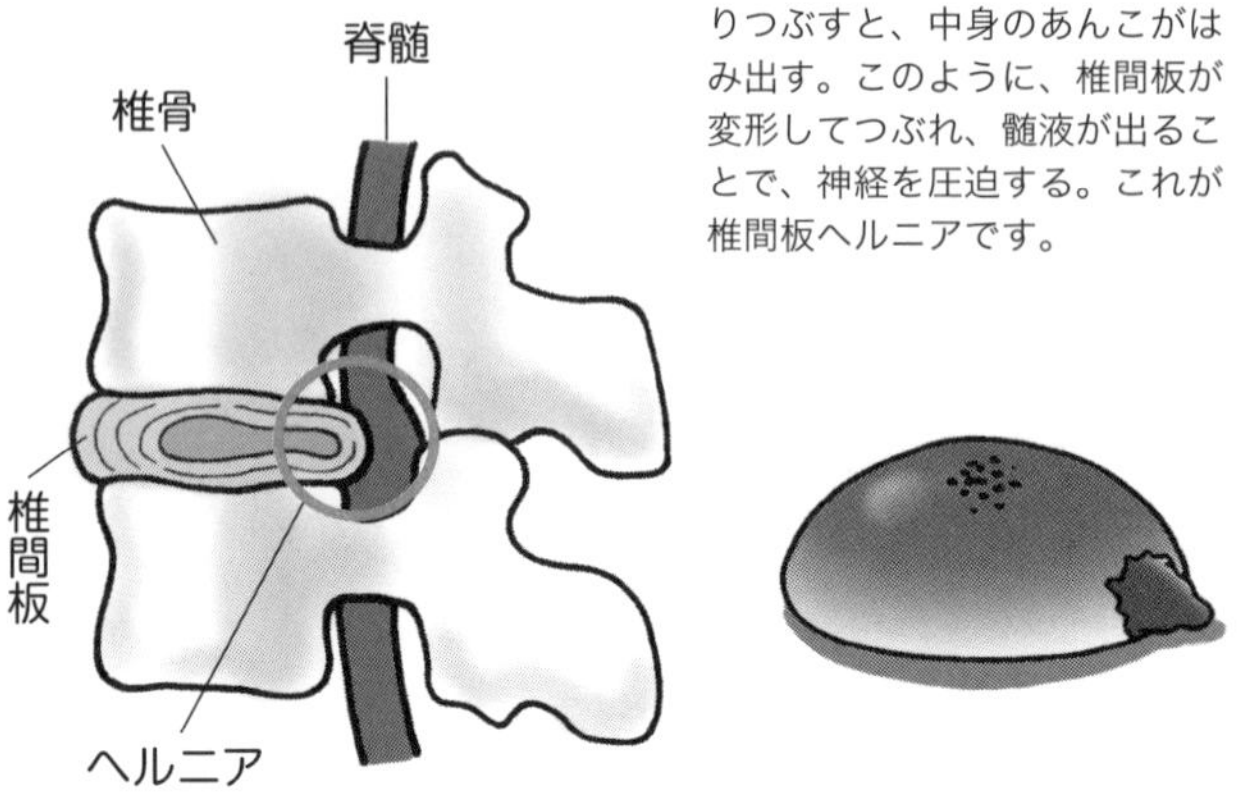

あんパンの上下から強い力ですりつぶすと、中身のあんこがはみ出す。このように、椎間板が変形してつぶれ、髄液が出ることで、神経を圧迫する。これが椎間板ヘルニアです。

出てしまいます。

同様のことが椎間板でも起こるわけです。ちなみにヘルニアというのは「突出」という意味です。椎間板の髄液がはみ出てしまうから、「椎間板ヘルニア」というのです。

背骨と背骨から押されている分には、椎間板も耐えられます。しかし、さらに圧迫されると椎間板そのものの形がさらに崩れ、髄液が外に出てしまいます。

特に背骨は一直線ではなく、S字型に弯曲している「平面関節」です。そのため、背骨と背骨、一つひとつの間には、せん断力といって、滑り落ちたり、ズレようとする力が自然に働きます。だから常にグラグラして不安定なのです。

このズレがひどくなり、椎間板が壊れてしまうと、脊柱管狭窄症《せきちゅうかんきょうさくしょう》などの発症につながります。

背骨はなぜこのような不安定な構造をしているかといえば、そのほうが自由自在に動かすことができるからです。体を自由自在に動かすためにも、背骨はやわらかい構造でなければならないという面もあるわけです。

ステップ1――姿勢を支える「背骨」の特徴を知る②

生活していれば、誰でも背骨はゆがむ

ここで、ご自身の生活シーンを思い出してみてください。次のような習慣やクセはありませんか？

① いつも体の同じ側でカバンを持ったり、肩にかけてしまう。
② いすに座ると必ず足を組んでしまう。しかも、組む足がいつも同じ足である。
③ つい横座りをしたり、寝ながら横を向いて、ひじ枕でテレビを見たりする。
④ 背中を丸めた姿勢で長時間、パソコンを打ち続けている。
⑤ 立っているときは、たいてい片足に重心を置いてしまう。

こうした日常生活での何気ない習慣、クセが、体をゆがませる原因になっています。

一方、一日中、座りっぱなし、立ちっぱなしなど、同じ姿勢で長時間いることも背骨をゆがませる大きな原因です。

同じ座りっぱなしの仕事でも、職種によって負荷がかかる体の場所は違ってきます。④のようなデスクワークの人は、前かがみになるため背中への負担が大きく、あぐらをかいてものを作る職人さんだと、腰に負担をかけることになります。

理容師、美容師、ショップ店員など長時間立ちっぱなしの職業の人は、⑤のように知らず知らずのうちに、どちらかの足に重心を置いて立ち続けている場合も多いはず。それによって体がゆがんでしまうのです。

また、右利き左利きなどの利き腕も関係します。

そもそも、体の上には体重の13％もある重い頭がのっかっているのです。日常生活を送るのに、背骨をゆがませずに過ごすことは不可能といっていいでしょう。

ステップ1――姿勢を支える「背骨」の特徴を知る③

加齢による筋力低下、椎間板のすり減りも要因

年齢を重ねるごとに筋肉量が減っていきます。これも背骨のゆがみに大きく関係します。

生後間もない赤ちゃんの筋肉量は少ないので、立つことも歩くこともできませんが、成長するにつれて徐々に筋肉量は増えていきます。20歳ぐらいまでは筋肉の組織となる筋繊維が太く長くなっていくので、筋肉量も増えていきます。

しかし、20歳を過ぎた頃から少しずつこの筋肉の量は減ってしまいます。一般的に、70代では20代の約4割程度に減少するといわれています。怖いのは30～50代の時期にあまり運動をしないで過ごすと、筋肉が急激に減ってしまうことです。

筋肉量が減るのに比例して、背骨もまた曲がってしまいます。運動機能も低下し、転倒やつまずきが多くなるだけでなく、免疫力低下、血糖値の上昇など、さまざまなリスクが出てきます。

軟骨や椎間板も加齢によって減っていく

椎間板のところでも述べましたが、加齢とともに筋肉が減るだけでなく、背骨や関節の間でクッションの役割を果たしている軟骨や椎間板もまた変形していきます。最初はふかふかだった布団が、何年も使っているうちにぺたんこになってしまうのと同じで、椎間板は年齢とともに薄くなってしまうのです。当然その分、骨にかかる負荷が増えます。

加齢とともに骨への負担もまた増えていくため、背骨のゆがみがさらにひどくなり、姿勢も悪くなってしまうというわけです。

加齢とともに筋力は落ちる

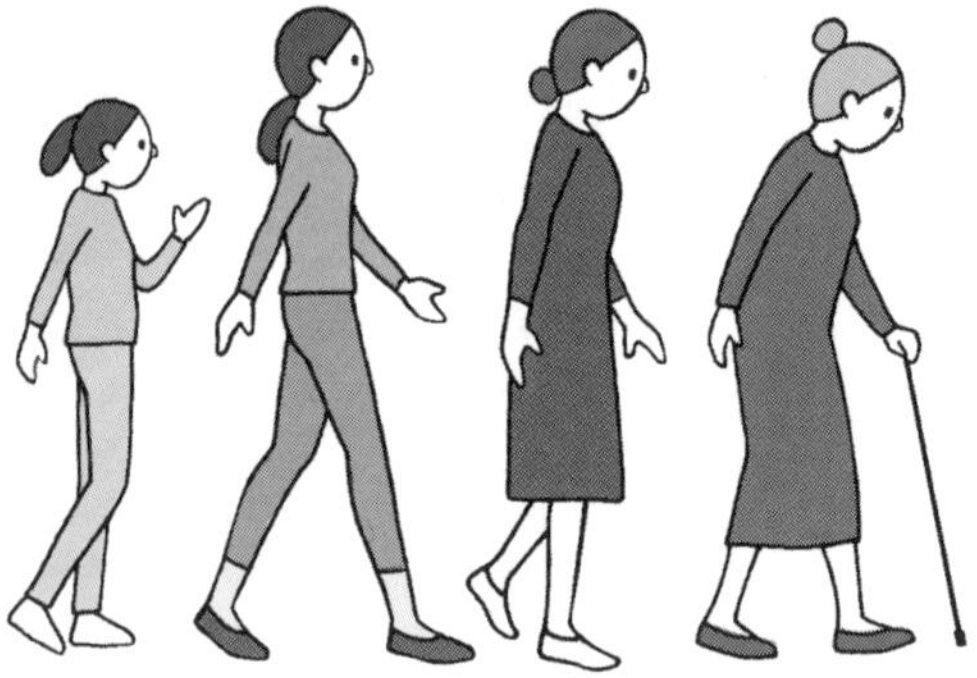

筋肉量は20代をピークに減っていき、70代では4割ほどに減少する。

ステップ1 ― 姿勢を支える「背骨」の特徴を知る④

私たちの体や顔には、左右でゆがみがある！

第1章で、私たちの背骨は前から見るとまっすぐだけれど、横から見るとS字型になっているのが正しい位置だと説明しました。

しかし、前から見ても、左右にゆがんでいる人が多いのです。そのため、顔も上のイラストのようにゆがんでいます。

背骨がゆがんでいれば、その上にのっている頭もズレて、顔も前後だけでなく、左右にも傾いてしまうのです。

オリジナルの「骨格視覚矯正」

では、どうしたら正しい姿勢、正しい顔の位置に戻すことができるのでしょうか。

背骨がゆがむと顔にもゆがみが出る

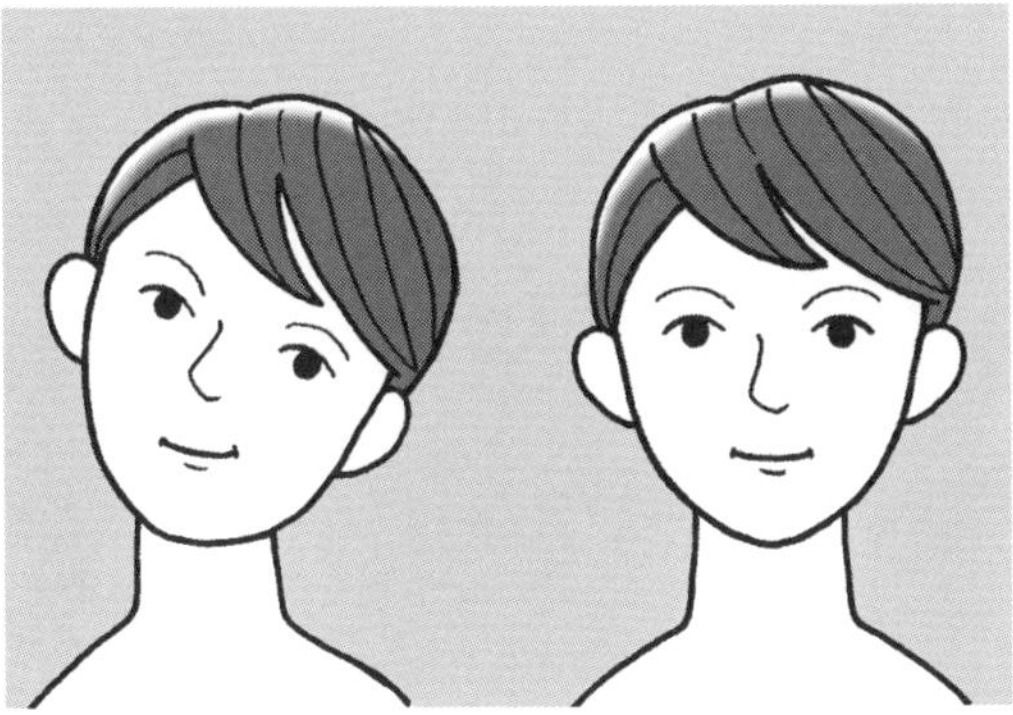

体を整える方法として、ヨガ、ピラティス、整体、マッサージなどいろいろな手段がありますが、私は「短回旋筋《たんかいせんきん》」という筋肉に着目し、視覚と連携させた「骨格視覚矯正」という方法を開発しました。それについては次のＰＡＲＴ２でご説明します。

ステップ2　よい姿勢の秘密「短回旋筋」を知る①

背骨のゆがみは超インナーマッスルの短回旋筋矯正から

背骨のゆがみを改善し、姿勢を正しくする方法として、私は根本的なところから改善することに重きをおきました。そうして着目したのが「短回旋筋《たんかいせんきん》」です。

背骨まわりの筋肉、短回旋筋に注目！

「えっ!?　短回旋筋なんて初めて聞いた。どこにある筋肉なの？」。そう思われた方も多いと思います。短回旋筋とは、背骨に24個ある椎骨一つひとつを結ぶようについていて、背骨の一番奥にある筋肉です。

筋肉には姿勢を整えたり、細かな動きをするための感覚器がありますが、そのひとつに筋紡錘《きんぼうすい》があります。筋肉の伸び縮みを検知するセンサーです。インナーマッスルに含まれる多裂筋《たれつきん》にも、この筋紡錘が多く備わっています。

そして、短回旋筋には、多裂筋の4・5倍から7・3倍もの筋紡錘があるのです。し

短回旋筋の構造1

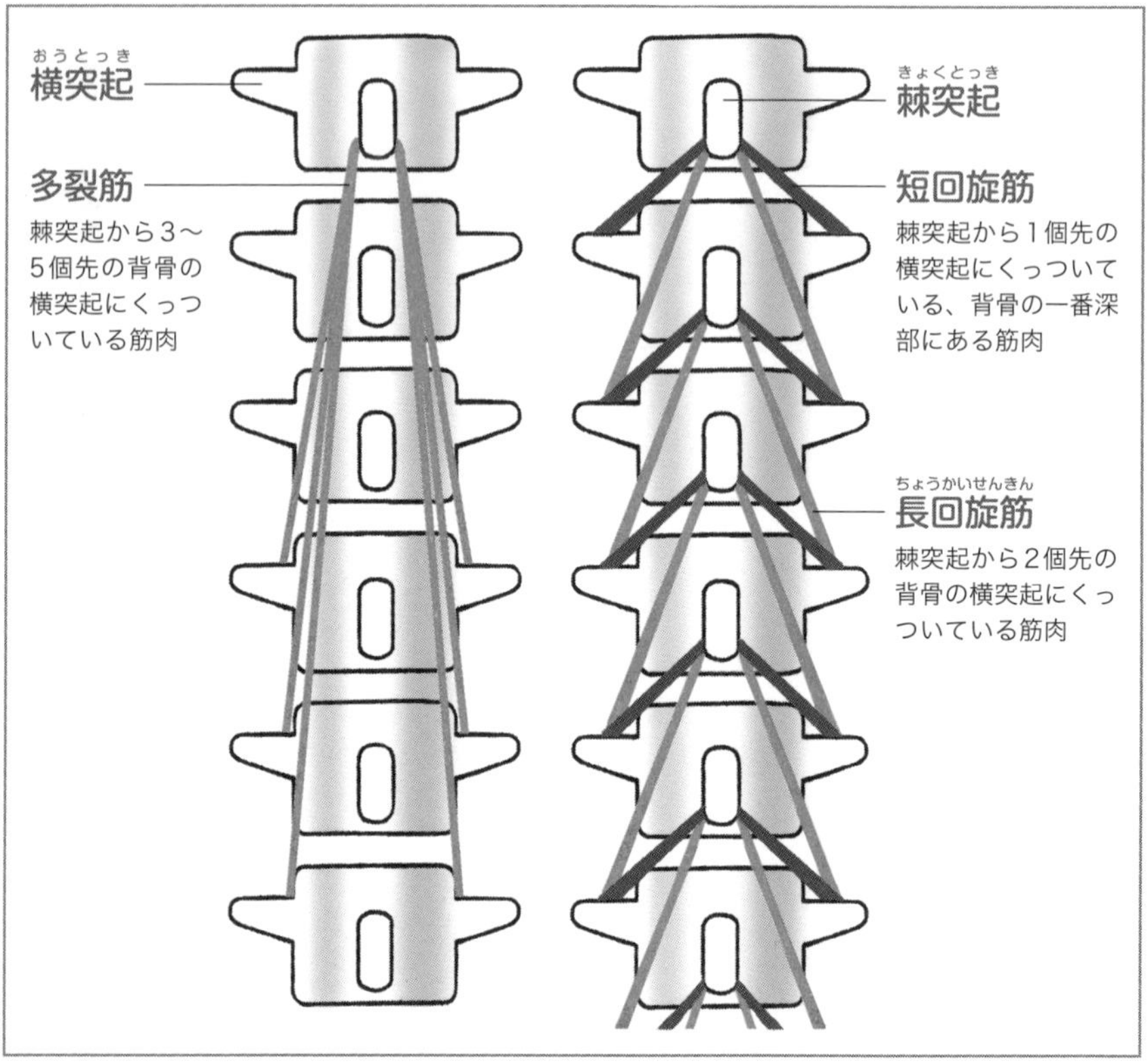

かも短回旋筋は、多裂筋よりかなり奥にあります。背骨の一番奥にあり、直接骨に付着しているため、背骨に大きな影響を与える重要な筋肉なのです。

背骨を根本から整えるうえで、この短回旋筋は大事です。この短回旋筋を鍛えることこそが、背骨のゆがみを根本的に治す唯一の方法だといえるのです。

ステップ2―よい姿勢の秘密「短回旋筋」を知る②

短回旋筋を整えれば、背骨はまっすぐになる

第1章の冒頭で、背骨を上から見て、「後ろ」の背骨が体の位置を調整していると説明しました。「後ろ」には、横突起《おうとつき》と棘突起《きょくとつき》という突起があり、その間に筋肉がついていて、「背骨の位置を調節」しています（46ページ参照）。

短回旋筋は、背骨を構成する、一つひとつの骨の間についている筋肉です。同じような筋肉としては、「横突間筋《おうとつかんきん》」といって、背骨の横突起と横突起の間にあり、体を「横」に倒す役割を担う筋肉や、「棘間筋《きょっかんきん》」といって、背骨の棘突起と棘突起の間にあり、体を「後ろ」に反らす役割を担う筋肉があります。

背骨の一つひとつとつながっている短回旋筋

このなかでも特に短回旋筋は、体幹軸の回旋および、一つひとつの背骨の位置を整える作用が強いといえます。

それはなぜかというと、短回旋筋は背骨についている筋肉のなかで、最も深いところ

にあるからです。長回旋筋《ちょうかいせんきん》というのもありますが、これは短回旋筋よりも表層にあり、多裂筋はさらに表層にあります。

また、長回旋筋は棘突起《きょくとつき》から2個先の横突起《おうとつき》にくっついているのに対し、短回旋筋は棘突起から隣にある横突起にくっついているということもあります。

短回旋筋は非常に小さく鍛えづらい筋肉ですが、24個の背骨一つひとつとつながっているので、ここを整えれば、背骨のゆがみを治し、姿勢を正しくすることが可能になると考えました。

長回旋筋は2個先、つまり、一段抜かしのような感じで背骨と背骨にかかっている筋肉なので、矯正しようとする時点でズレる可能性もあると考え、短回旋筋に狙いを定めたわけです。

短回旋筋の構造

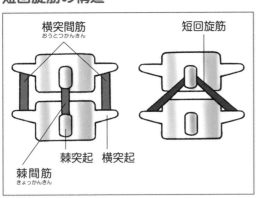

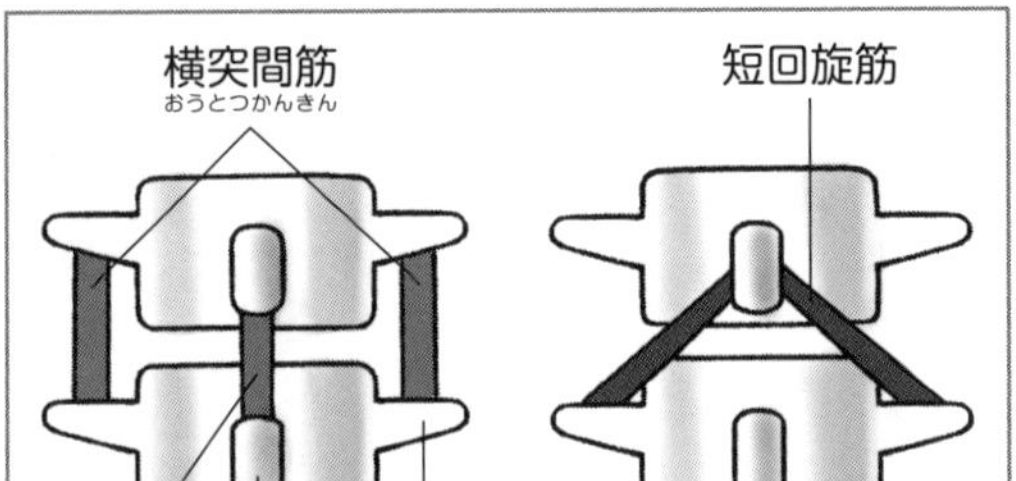

短回旋筋は、棘突起から出て、1個先の横突起にくっつく。

ステップ2――よい姿勢の秘密「短回旋筋」を知る③

短回旋筋の整え方

短回旋筋には、筋紡錘という筋肉の伸び縮みを検知するセンサーがたくさんついています。それだけに背骨の矯正効果もかなり期待できます。

背骨一つひとつの位置を整えていけば、ゆがみは改善されます。しかし、50ページの図のように、ゆがんだ背骨に外から圧をかけて治そうとしても、一時的な効果は得られますが、すぐにもとの悪い状態に戻ってしまいます。

そこで私が考え、特許も取得したのが「短回旋筋矯正®」という手法です。

短回旋筋は、いわゆる筋トレで鍛えるような大きな筋肉とは異なるので、矯正するといっても、手や足に負荷をかけるようなことはしません。脱力した状態で、背骨一つひとつが整うように鍛えることが、矯正になります。

まず、仰向けの姿勢で横になってもらいます。全脱力できますし、背骨を上からの重さから解放された状態にできます。

仰向けになってひざを立て、左右の肩甲骨を背骨に近づけるようにして、肩はできるだけ下げます。首を引いて、腰が反らないように、立てたひざを右左に倒します。これで短回旋筋にアプローチできます。とても手軽にできる体操です。

しかし、これだけでは、本当の意味で背骨が正しい位置に戻ったとはいえません。次のステップ3でご紹介する、脳と視覚の関係を加味したうえで体操を行うことで、真の背骨のゆがみ矯正、すなわち姿勢を正しくすることが可能になります。

背骨はズレやすい

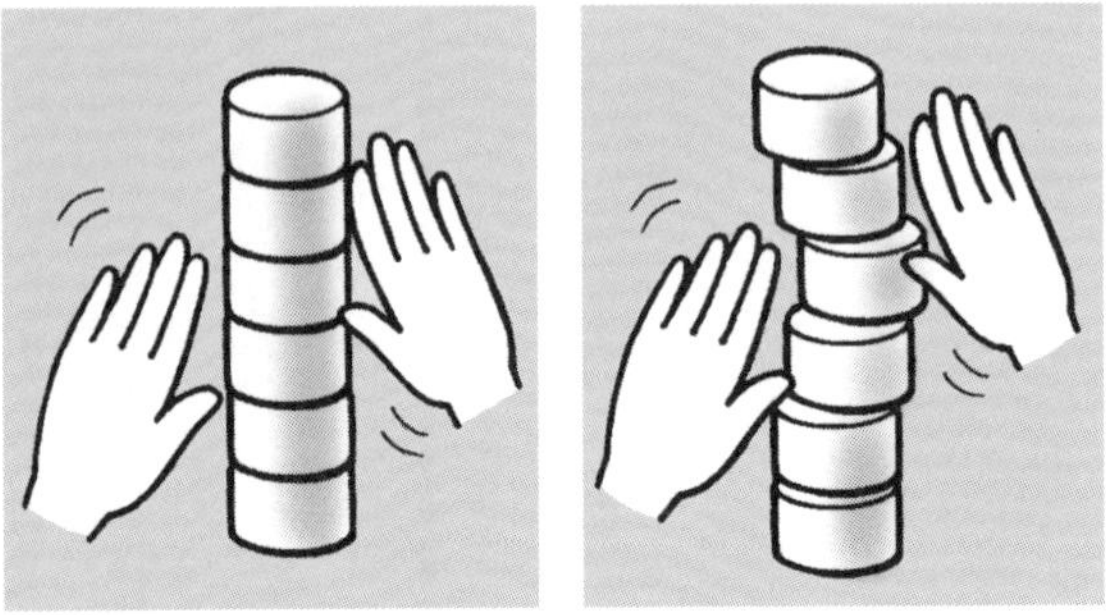

背骨は「平面関節」のため、正しい位置に戻そうとしてもすぐにズレてしまう。

インナーマッスルを鍛えても背骨のズレは改善しにくい

インナーマッスルという言葉をよく耳にすると思います。インナーマッスルとは、多裂筋や半棘筋などの体幹の筋肉のことです。例えば多裂筋は背骨をくるむような位置にあり、3～5個先の背骨に作用します。

つまり、「インナーマッスルを鍛える」ということは、背骨のまわりをギュッときつくコルセットで締めつけて支えるのに似ています。ですから、多裂筋を鍛えることで背骨を支えることはできます。しかし、「平面関節」である背骨一つひとつにアプローチできません。そのため背骨のゆがみを根本的に治すことにはいたらないのです。

ステップ3 「脳」と「視覚」の関係を知る①

私たちは「目」ではなく「脳」で見ている

人間の脳は視覚情報の処理に、そのキャパシティの90%を使っているといわれます。人は歩くとき、立っているときも、半分以上は目でバランスをとっています。目がカメラだとすれば、実際に映像化しているのは脳です。つまり、私たちは目というカメラで見たものを、脳で映像化し、感じているのです。

傾いた目からの信号を脳が補正している

目（眼球）から入った光は、網膜で電気信号に転換され、視神経を通って脳に伝わり、映像化されます。脳内で平衡と感じるように映像化されていても、実際には顔が傾いていて、左右の目の高さが異なっていることも多いのです。

ところが、私たちは、自分の体が傾いているという自覚がなく、正しい体の使い方ができていると思っています。しかし、実際に動画で歩き方を確認すると、意外に傾いていたりするわけです。

こうした現象が起きるのは、目からのズレている信号を、脳が補正しているからなのです。そして、一般的な背骨矯正、骨盤矯正は、そのズレを補正しないまま、表面的に顔と体の位置を正そうとしているものが多いのが現状です。

実際の見え方と脳の見え方のズレ

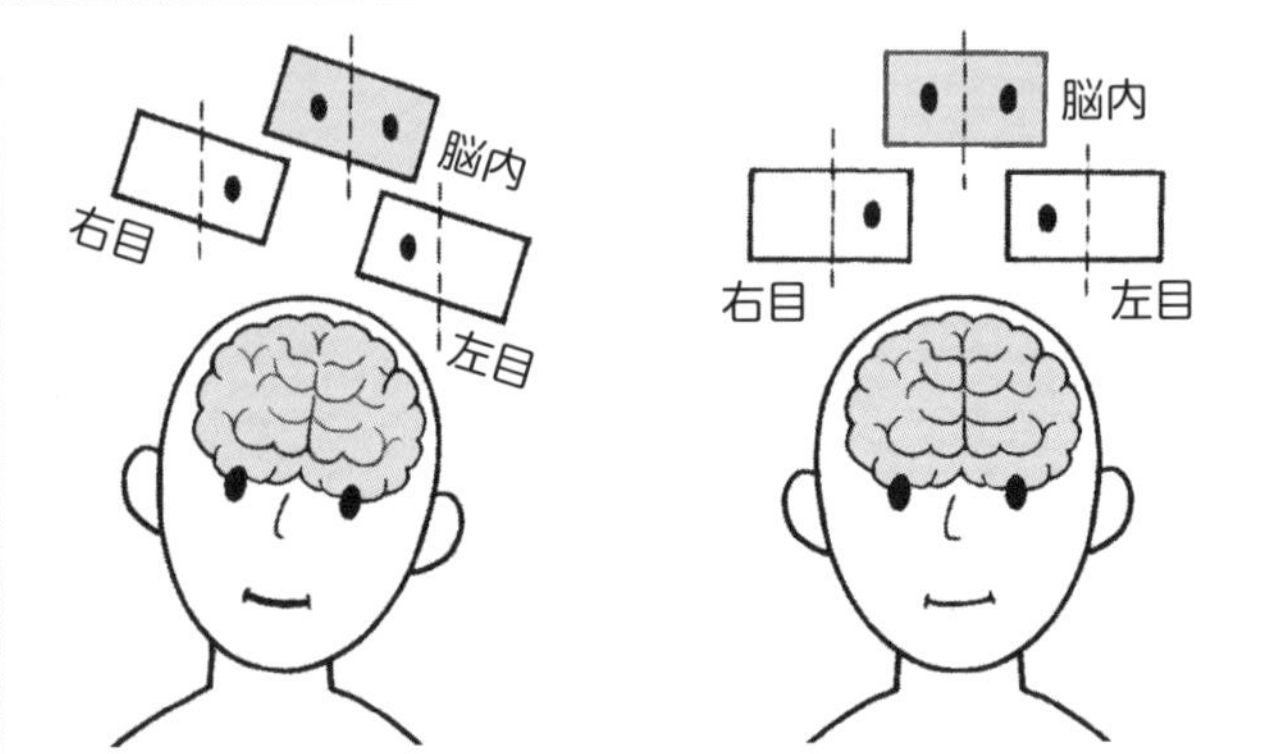

左右の目の高さが異なると、実際に見えている像もゆがんでいる。しかし、それを脳が補正している。

一方、私が発明した「骨格視覚矯正」は、目を使って背骨の矯正を行います。目で見た映像が脳内で本当に正しい位置なのかを認識しながら、体の位置ズレも同時に矯正していきます。

たとえ姿勢がよい人でも、歩くと少なからず左右にブレます。重い頭が体幹軸からブレず、微動だにしないで歩けるとしたら、素晴らしくありませんか？　そのような姿勢、歩き方を身につければ、肩こりや腰痛、ひざ痛などとは、もう一生、無縁です。

私が開発した「骨格視覚矯正」の体験者は、実際に左右の目の高さがピッタリと合ったまま、顔が左右にブレないで、体感軸が回旋しながら歩けるようになる方が多いのが特徴です。

顔と体がゆがんでいても、なぜ人はまっすぐ立っているように感じるのか？

世の中の大半の人は背骨がゆがんでいます。その理由は、①目で見た映像が、脳内でズレている、②背骨は「平面関節」だからグラグラしやすい、以上の2つです。

この2つは、「卵が先か、ニワトリが先か」の関係といえます。いずれにせよ頭の位置もズレたり、傾いていたりします。

しかし、頭の傾きによって重力の方向と平衡器官が成す角度が変化すると、体が転倒しないよう重心を移動します。よって、私たちは顔が曲がっていても気づかずに日常生活を送ることができるわけです。

また、三半規管が頭の傾きを感知すると、神経を通して脳の体性感覚に信号が送られます。①視覚、②体性感覚、③三半規管が、体全体のバランスをとるように手足に情報を伝えています。それゆえ、私たちは転倒したりせずに、体を保つことができるのです。

ステップ3―「脳」と「視覚」の関係を知る②

短回旋筋と視覚、脳との関係

52ページの図のように、脳内の画像がズレたままだと、結局、背骨も顔もゆがんだままになります。では、どうすればいいでしょうか。

目が受けとめた画像を脳内で精度高く認識し、位置ズレを修正できれば、正しい指令を運動神経回路に出すことができます。

とりわけ短回旋筋は筋紡錘が多く、体の位置感覚を認識する機能に優れています。その短回旋筋を鍛えて脳にフィードバックを繰り返すことで、脳内の画像のズレを矯正しようというのが「骨格視覚矯正」です。

その理論から開発したのが、後で説明する「カチッとハマる®」です。これは特許機能により、脳内で3次元的に位置ズレを認識することが可能になる健康器具です。

脳内で3次元的に認識するとは

先ほども述べましたが、私たちは日常生活において、視覚情報の処理に、脳のキャパシティの9割を使っているといわれます。

目からの情報は脳で処理され、私たちはその情報をもとに体を動かしています。この目を使った一連の働きを「視機能（視覚機能）」といいます。

この視機能が正しく働いていれば、三次元的な外界空間を脳で正確に再現できます。

顔には2つの目があります。当然、右目で見ている像と、左目で見ている像には差異があり、この差異があるからこそ、人は見ている映像を、より立体的に認識することができるのです（3Dの立体映画は、この右目と左目の像に差異があることを利用して立体画像を作り出しています）。

背骨が正しい位置にあり、頭蓋骨や肩甲骨を含む骨格がいずれも精度高く正しいポジションにあれば、目で見ているものが3次元的に正しく認識できるとともに、体の回旋も非常にスムーズになります。

一流のスポーツ選手は、この三次元的認識力が高い人が多いのです。例えば、野球の大谷翔平選手。目で見た映像と脳内で感じる映像、それに背骨一つひとつが連動して手足に伝わる動き。それらが高いレベルで完全に一致しているからこそ、あれだけのパワーを発揮できる打者にもなれたのです。もし、右目と左目で見ているものと、体の位置がズレていたら、飛んできたボールを瞬発的に認識して反応し、体をスイングさせてボールの芯に当てることはできないはずです。

同様に、私のところで施術を受けた結果、目で見た映像が正しく脳に伝わり、背骨一つひとつが連動する力が高まることで、例えば腰痛で来院した患者さんも痛みがなくなったりします。また、「ゴルフで一度もとれなかったドラコンを、初めてとれた」とうれしそうにご報告くださる方も多いです。

ステップ3 「脳」と「視覚」の関係を知る③

背骨のゆがみを整えると、顔のゆがみも改善される

頭蓋骨（顔）は背骨にもつながっており、下あごは頭蓋骨にぶら下がっています。

この下あごが体の体幹軸から前へ出て、あごが上がってしまっている人がいます。あるいは、顔が少し傾いたり回旋したりして、ゆがんでいる人もいます。

これらもまた、視覚のズレと背骨のゆがみからきているものです。

ただ、これまでは、この左右に2つある目を基準として、頭

実は95%の人が、首が前に出ている

↓

首がゆがんだまま生活していると

↓

ゆがみはますますひどくなるばかり

↓

しかし!

↓

背骨のゆがみを「骨格視覚矯正」で改善すれば

↓

背骨だけでなく

↓

顔の傾きも改善される

正中線が整い、体幹軸の上に顔がのり、左右差もなくなる。

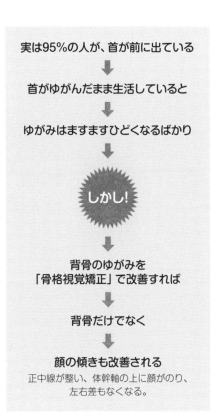

蓋骨（顔）の傾きや回旋を修正するようなアプローチは編み出されていませんでした。

そのせいか、顔のゆがみが気になっても「仕方がないこと」と、あきらめていた人が多かったと思います。

しかし、私が提唱する「目から」背骨のゆがみを治す「骨格視覚矯正」を実践すれば、姿勢がよくなるだけでなく、この顔のゆがみも改善されていきます。

なぜなら、「頭蓋骨は背骨とつながっている」という認識をもとに開発した手法だからです。

ステップ3 「脳」と「視覚」の関係を知る④

顔がゆがむと歯のかみ合わせも悪くなる

私のところには、歯並びやかみ合わせが悪くて悩んでいる方、さらには歯科矯正を受けたのに、気づいたら歯の並びがズレて、歯並びが悪くなっていた……といった方が相談に来られることも多いです。

顔がゆがんでいると歯並びもズレてきますし、その結果、かみ合わせも悪くなります。歯は弱い力が持続的に加わると、少しずつ動いていきます。歯の矯正治療は、針金やゴムで歯に持続的な力を加えることで、歯を少しずつ移動させているのです。

下の歯がついている下あごは、上の歯がついている頭蓋骨にぶら下がっているような構造です。そのため、上の歯がある頭蓋骨が傾いたり回旋した状態で、毎日何度もかんだり、口を開閉していると、たとえ正しい位置に歯があったとしても、歯並びはズレて、動きやすいというわけです。

実際、日本人は平均すると1回の食事で約600回以上かんでいるといわれています。

1日3回食事をすると、約1800回以上かんでいることになり、それだけの負担を歯にかけていることになります。

しかも、顔がゆがんだまま、すなわち、上あごと下あごがズレたままでかんでいたなら、どうでしょうか。歯がおかしな方向へズレて動いてしまうのもしかたありません。

もちろん、もともと歯並びが悪くズレている場合は、歯科矯正をしないと治りません。信頼できる歯科矯正の先生に治していただくのが一番です。

ただ、背骨のゆがみが治り、姿勢が正しくなると、顔のゆがみとともに、歯並び、かみ合わせも改善されていくのは事実です。

私のところを受診されている患者Sさんは、かみ合わせが悪く歯ぐきも弱いので、歯科医から54歳のときに、「80歳で自分の歯を20本維持するのは絶対に無理」と言われたそうです。

しかし、私のところで2年間かけて背骨のゆがみを改善し続けた結果、62歳のときに歯科医院でX線写真を撮ったところ、根元がしっかりしてかみ合わせもよくなり、歯並びも平行になっていたそうです。

骨格視覚矯正で歯並びが改善

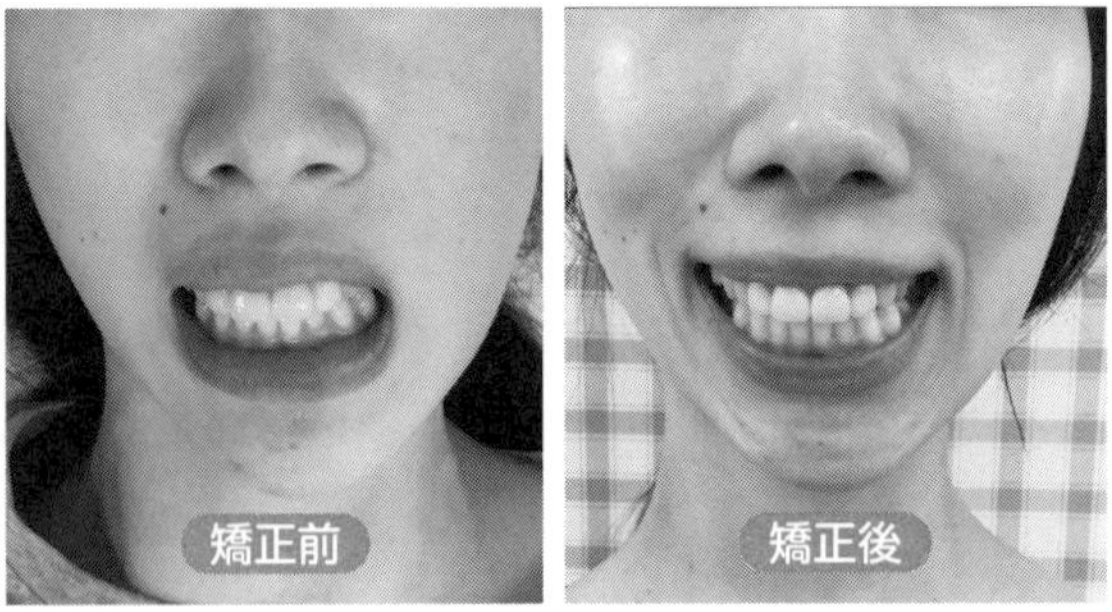

これには歯科医の先生もかなり驚かれたとか。「80歳になっても、自分の歯20本を維持できる」と、お墨付きをいただいたそうです。

レントゲン写真を見ると歯と歯茎の境界線が不明瞭だったのが、しっかりして、湾曲していた歯並びが並行になっているのがわかります。

※参考文献：『顔・体・バランスケア　お口の健康を保つために』筒井照子　医歯薬出版（株）

姿勢が整えば、小顔にもなれる

ちまたで小顔がブームになって久しいですが、私のところには、顔のゆがみを治したいという患者さんも多くいらっしゃいます。そもそも顔のゆがみは、重い頭が体幹軸からズレた位置にのっていることから生じるのです。

つまり、背骨のゆがみを整え、体幹軸に頭が正しくのっかれば、顔のゆがみも改善されるのです。顔と体の位置がズレしていたら、顔と体の筋膜は合いません。逆にいえば、顔と体のゆがみは筋膜から整ってくるのです。

顔のゆがみがとれた患者さんからは、うれしそうな笑顔で、「幸せになれた」「知り合いからきれいになったと言われた」「若く見られるようになった」「仕事の商談がうまくいくようになった」など、たくさんの感想をいただきます。私が何よりやりがいを感じられる瞬間です。

背骨のゆがみ治しを目的として来院されたのに、結果として、「なぜか顔のゆがみが治った」「小顔になった」とおっしゃる方も多くいらっしゃいます。

背骨のゆがみを治して小顔に

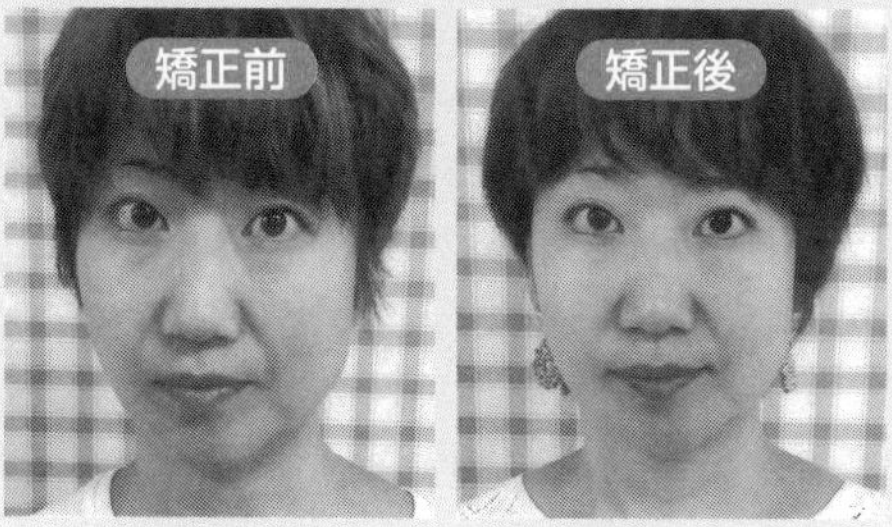

※詳しく知りたい方は、https://kaokarada.com/kogao/をご覧ください。

#「カチッとハマる®」について

視覚と脳の関係を踏まえつつ、背骨に一番近い場所にある小さな筋肉、短回旋筋を矯正する「骨格視覚矯正」こそが、真に背骨のゆがみを治し、姿勢を正すことができると私は確信しています。そして、その理論をもとに私が発明した健康器具が「カチッとハマる®」です。令和3年には特許も取得しています。

「カチッとハマる®」は床に仰向けに寝て脱力し、背骨に重力がかからない状態をキープしながら背骨を正しい位置に導きつつ、体幹力と関節の力もアップしていく健康器具です。

しかも、かかる時間は1日たった1～10分程度。ハミガキをするような気楽さで、背骨のゆがみを「目から」矯正することを目指したものです。世の中には運動が嫌いな人が多く、気合を入れないとできないような運動は継続できないことが多いものです。そこで、なるべく手軽にできるようにしようと工夫しました。

ハミガキは、運動が嫌いな人でも、誰でも毎日、行っています。そのくらい構えない状態で、短回旋筋だけに狙いを定めて安定した抵抗力を加えることができるため、一つひとつの背骨を整えることが可能なのです。

前に出てしまった顔と首が、体と正しい位置に戻るように、「目から」、すなわち視覚から整えていくことも同時に行うので、目で見ている映像と脳内での映像のズレも解消します。

毎日、たった数分行うことで、自然にゆがみのない姿勢で歩けるようになるのを可能にしたのが「カチッとハマる®」です。

背骨にくっついている筋肉「コア筋」を矯正&鍛えるツール

本書で紹介している、床の上に仰向けに寝て天井を見て行う体操でももちろん、骨格を視覚から整えていけますが、より精度高く背骨のゆがみを治し、姿勢をよくしたいという患者さんには、「カチッとハマる®」を活用いただいています。

使い方は簡単です。まず「カチッとハマる®」を床に広げ、その上に横になります。顔の上に小さい紫のボールが下げられるようになっており、このボールを見つめて認識し、視点を調整したうえで、ひざを左右に揺らす体操をします。これ

健康器具「カチッとハマる®」

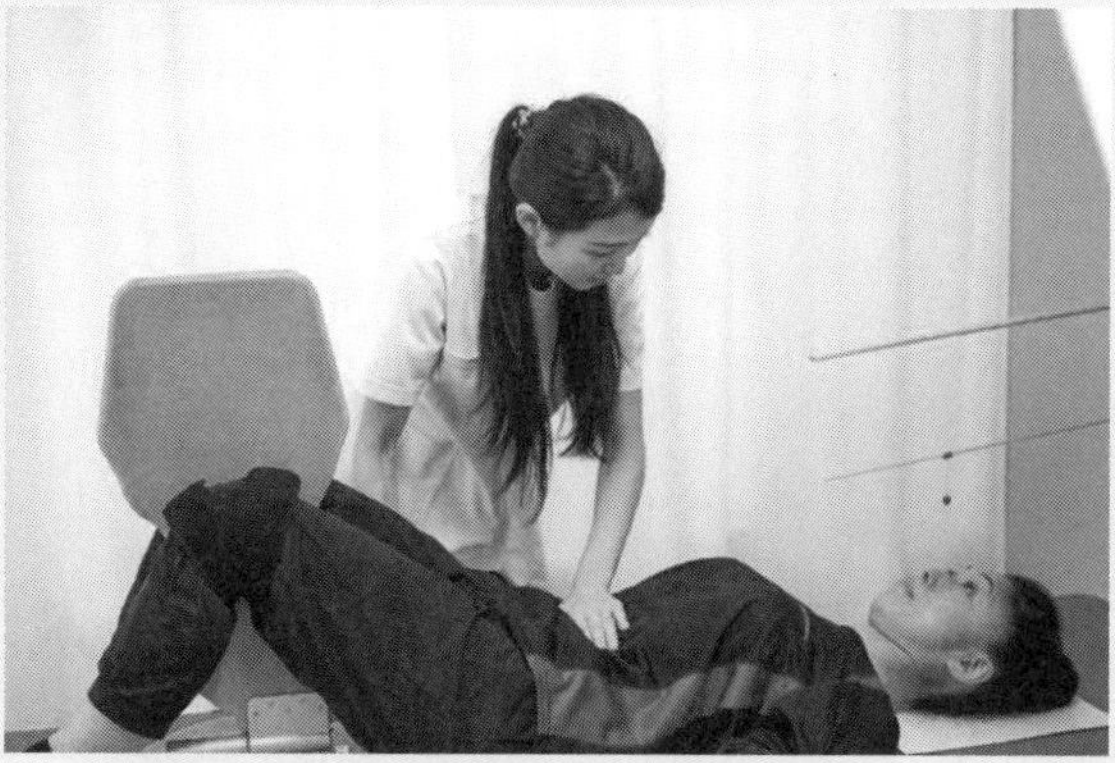

ズレを補正したうえで、整えながら鍛える「カチッとハマる®」。レンタルサービスを利用して、自宅で1人でもできる。

で、視覚を利用しながら背骨の矯正ができるという斬新な健康器具です。

「カチッとハマる®」というネーミングについては、ズレていた骨が戻る際に、骨伝導で音を感じる患者さんもいらっしゃることからつけました。

この「カチッとハマる®」はレンタルサービスをしており、ご自宅で手軽に行っていただけます。「腰痛やひざ痛で歩けなかったのが、歩けるようになった」など、多くの方にご好評をいただいております。

※「カチッとハマる®」について詳しく知りたい方は、https://kaokarada.com/kachihama/をご覧ください。

※短回旋筋を含めた背骨一つひとつの間についている筋肉を総称して「コア筋®」とし、骨格視覚矯正を行う特許を取得しています。

第3章

背骨のゆがみを体操で改善する

本当に必要なのは「背骨の柔軟性」

年齢とともに誰でも筋力や「背骨の柔軟性」が落ちていきます。それに合わせて体のゆがみも進行します。

筋力や「背骨の柔軟性」が落ちたまま、ゆがみを矯正しようとしても、すぐに正しい位置に戻すことはできません。今の自分が持ち合わせている柔軟性の範囲でしか戻らないのです。

「前屈をしたときに床に手がつく」「後ろに体を反らせるとかなり曲がる」とか、さらに私のように「200度以上の開脚ができる」といった柔軟性があったとしても、では「背骨の柔軟性」もそれだけあるかというと、そうでもなかったりします。

私たちが生きていくうえで重要なのは「背骨の柔軟性」を上げることです。貯金を貯めるように、「背骨の柔軟性」という財産を貯める。それが、年を重ねてもよい姿勢でいられる秘訣です。

「背骨の柔軟性」がアップすれば、多少背骨がゆがんでも、調整すればすぐに正しい位置に戻すことができます。それによって体の筋肉全体がバランスよく、正しく動かせるようになります。

体の筋バランスが整えば、腰痛、肩こりなどの痛みをはじめ、何気なく感じている不調といった悩みも解決します。一生、健康で長生きするための一番の近道、それが「背骨の柔軟性」を高め、背骨の「ゆがみを矯正」することなのです。

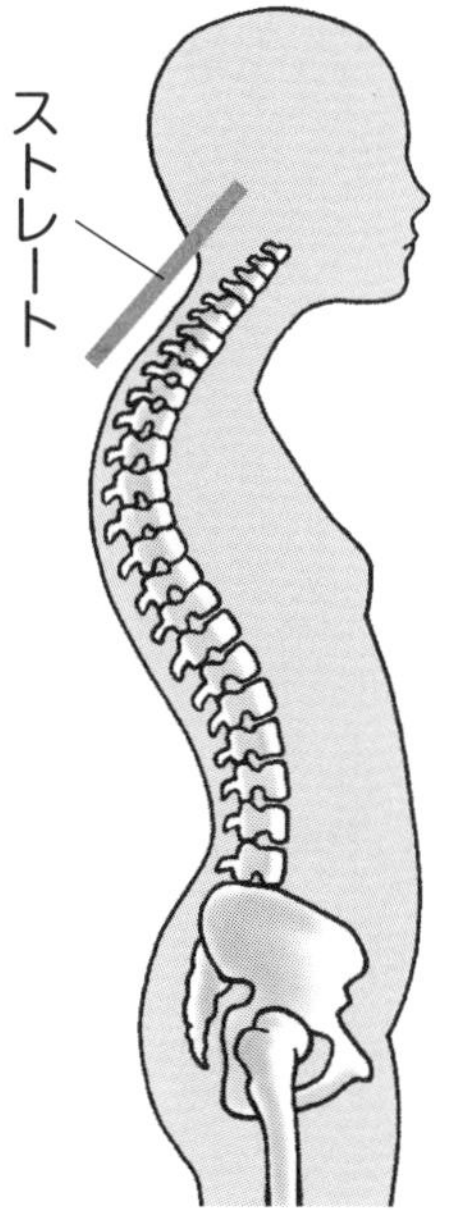

頭を押し出すように重力がかかるので、首がまっすぐになっている。頭が前に出ると胸椎が後ろになる。そして反り腰に。

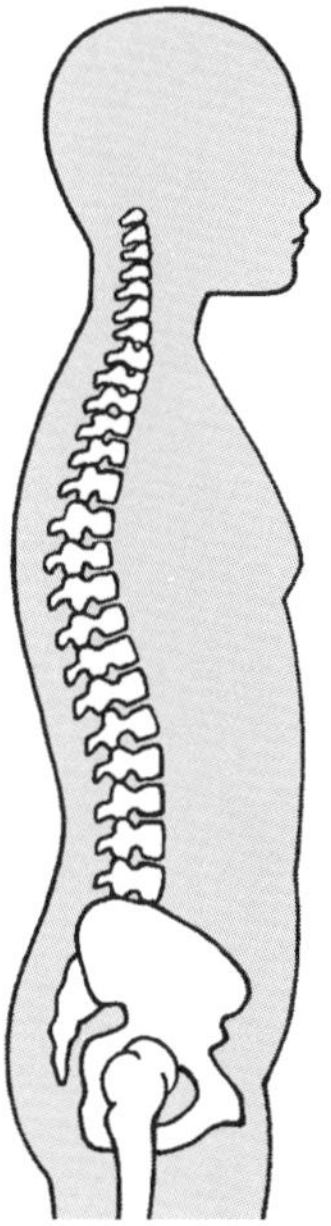

首が正しい位置で背骨の上にのっていると、背骨はゆるやかなS字型を描き、反り腰にもならない。

年齢とともに背骨の柔軟性は減る

なぜ、「背骨の柔軟性」が落ちやすいのかといえば、重力によって、頭の重さが、背骨の真上から真下にかかるからです。

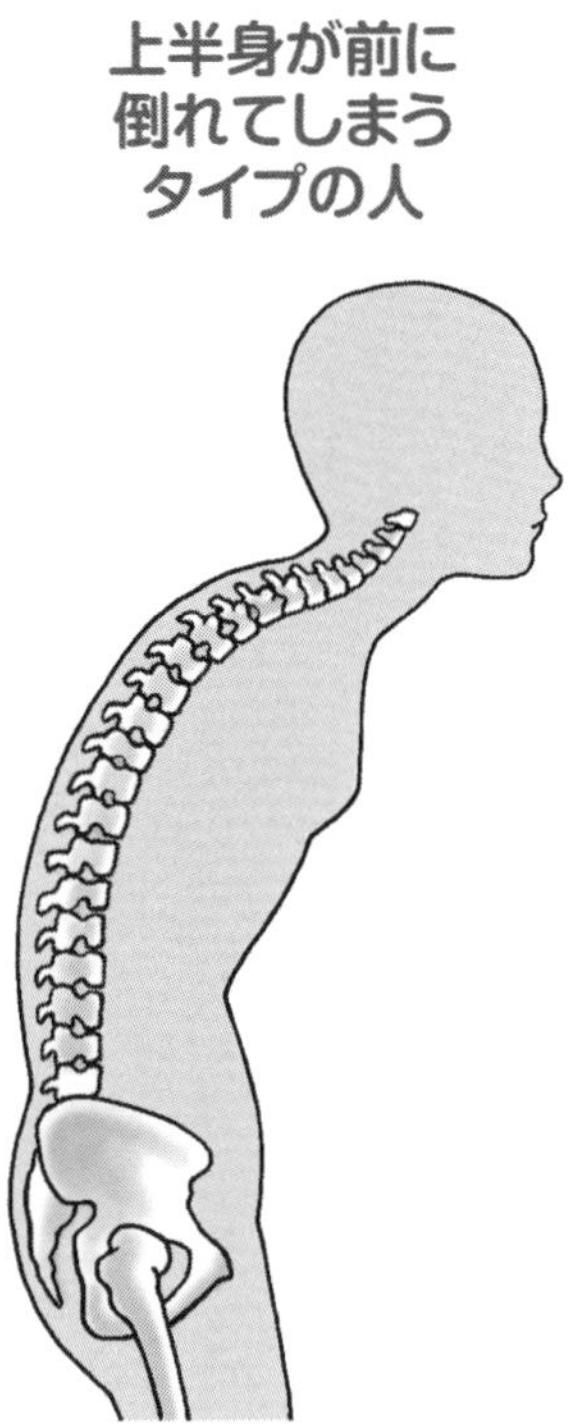

背骨のゆがみが進むと、重い頭を支えられず、前傾姿勢になってしまう。

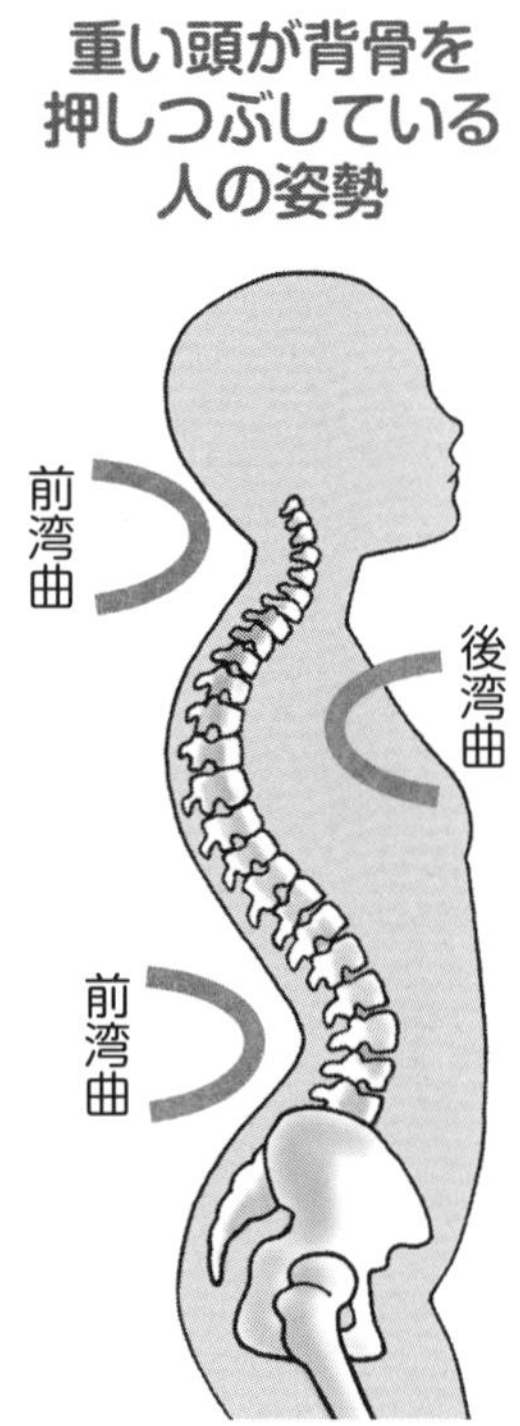

重い頭による上からの重力が、S字型の背骨の湾曲を強くして硬くなっている。

年齢を重ねるほど背骨の湾曲が強くなり、「背骨の柔軟性」は落ちていきます。頸椎は前湾曲が強くなる、胸椎は後ろ湾曲が強くなる、そして腰椎は前湾曲が強くなるケースが多く見られます。

首（頸椎）が背骨より前に出ている場合は、重力は真上からかかりません。頭を前に押し出すようにして、上から重力がかかるので、むしろ、首の湾曲はなくなり、ストレートになります。ひどい場合は、逆に、後ろ湾曲になるケースもあります。

「背骨の柔軟性」を高めるには？

「背骨の柔軟性」を高めるために、具体的にどうすればいいかというと、次の「3つの力」と、それぞれの方向への背骨の柔軟性を同時に高めていくことがポイントです。

①首（頸椎）：首を後ろに引く力
②胸（胸椎）：胸を張って肩甲骨を後ろに引き寄せる力
③腰（腰椎）：腰が反らないように、お尻は突き出さず、お腹をへこます力

首（頸椎）を後ろに引いて、胸（胸椎）を張ると、腰（腰椎）は反りやすくなります。
そのため、この「3つの力」を同時に高めていくことが必要なのです。

ただし、上半身が前に倒れてしまうタイプの方は、腰が反る心配はありません。首を後ろに引く力と、胸を張って肩甲骨を後ろに引き寄せる力の2つと、その方向への柔軟性を高められれば大丈夫です。

第3章では、「背骨の柔軟性」を高める方法と体操、そして体をより快適に動かしやすい状態にするための体操をいくつかご紹介していきます。

そのためにはまず自身の体が今、どのような状態かを把握することから始めていきましょう。

自分の歩く姿と、立ち姿を撮影して確認

自分が歩行しているとき、直立しているとき、体がどのような状態になっているのか、自分ではわかりません。

ここは「百聞は一見にしかず」です。動画を撮って、ご自身でチェックしてみましょう。今はスマホがあるので、固定位置にセットして撮るか、もしくは家族や友達などに頼んで撮ってもらいましょう。

撮影するのは、「足踏みをしているところ」と「立ち姿」です。それぞれ、正面、左側面、背面、右側面の4方向から撮影します。カメラは固定したまま、ご自身が時計回りに向きを変えれば撮れます。

撮影した画像を見てみると、自分の体や顔の傾きがはっきりと認識できるはずです。

足踏みしているところを4方向から撮る

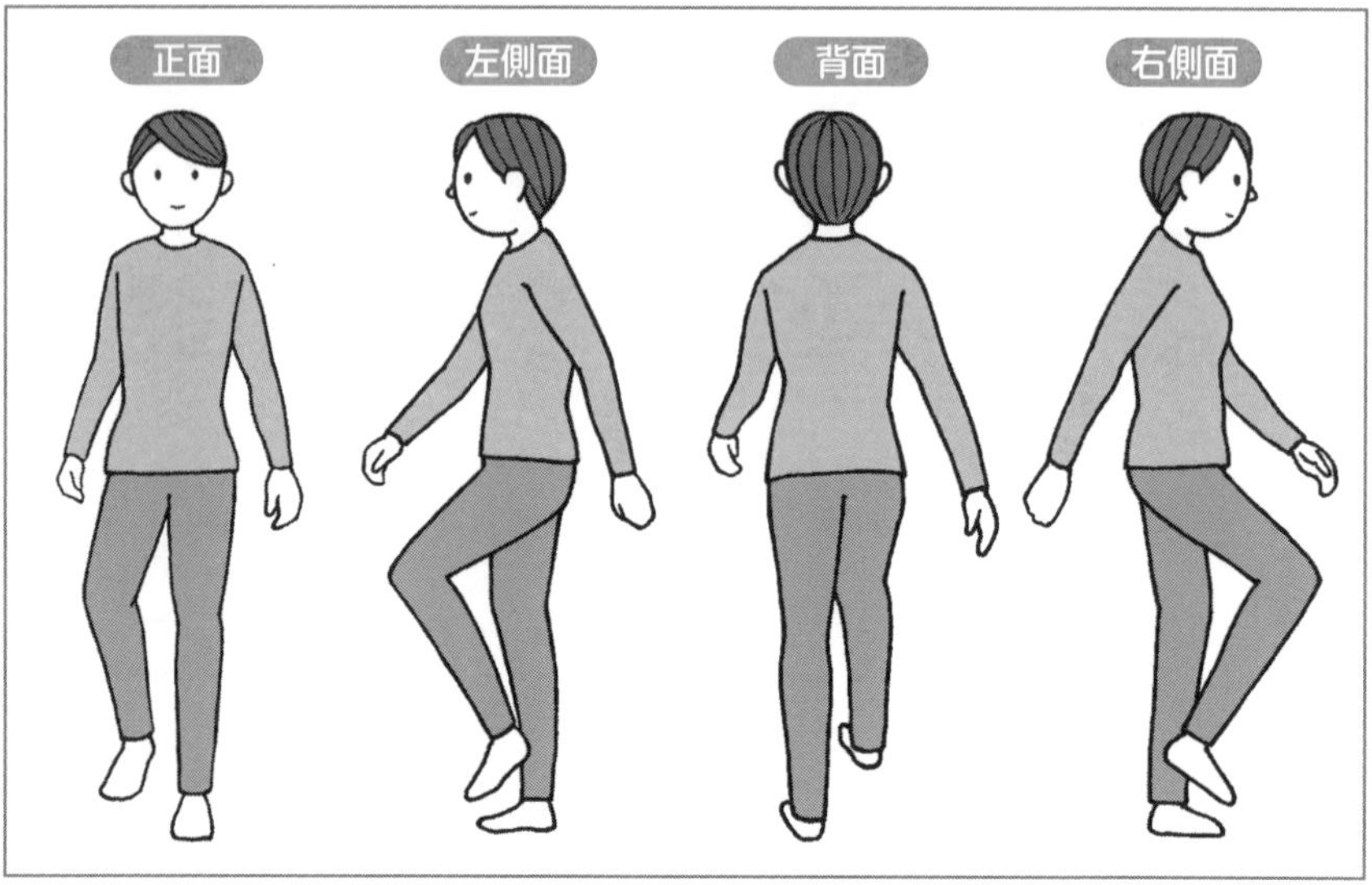

立っている姿を4方向から撮る

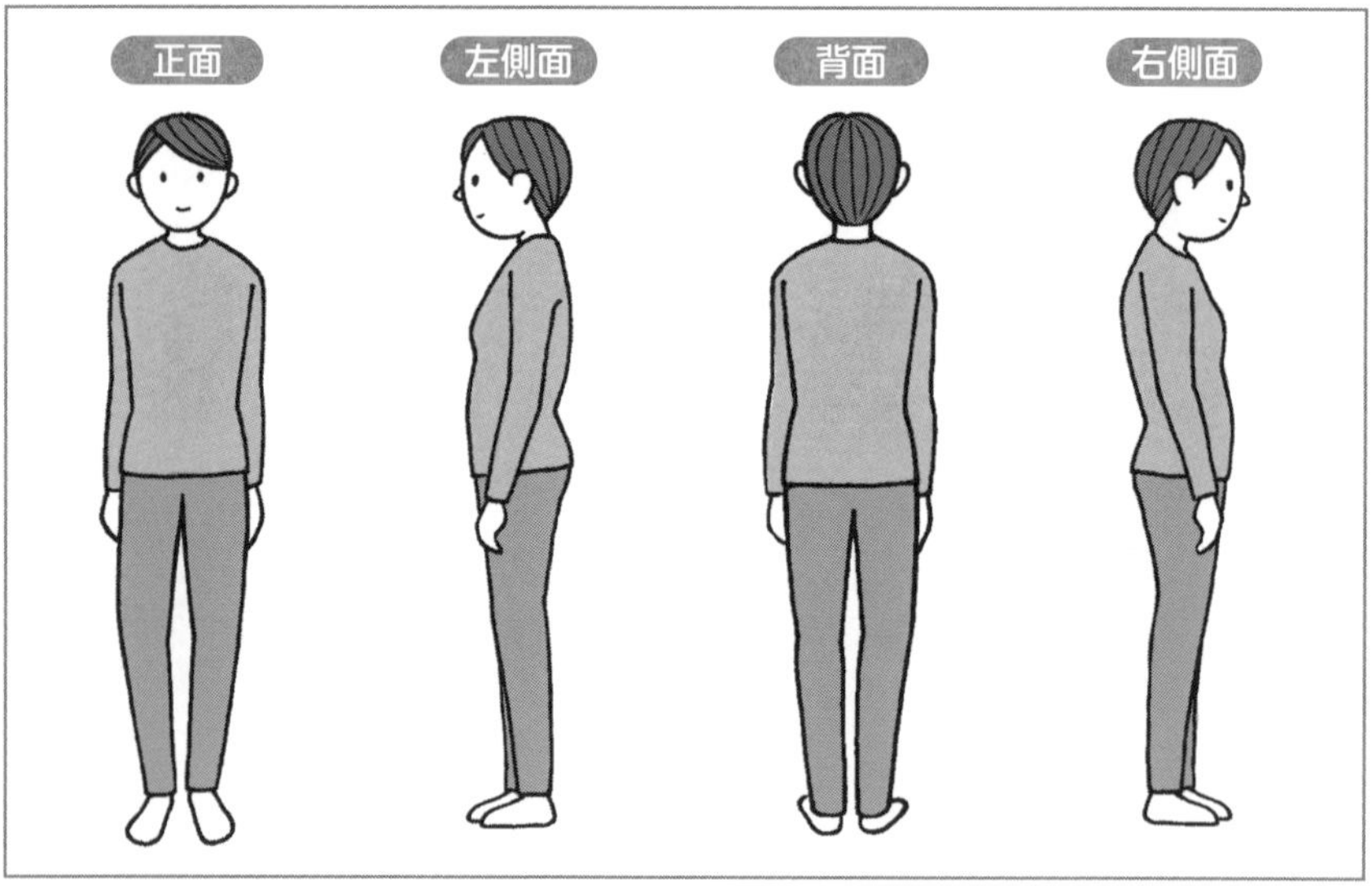

動画を見て、自分の「顔と体の正中線」をチェック

ゆがみを治すために必要なことは、自分の体の使い方を「動画で撮影」して「確認する」ことです。私のところでも、患者さんにはご自身のゆがみを知っていただくために、必ず動画を撮影して見てもらいます。なぜなら、それが、治すための一番の近道だからです。

まずは、ご自分の「顔と体の正中線」の位置がズレていないか、確認してください。

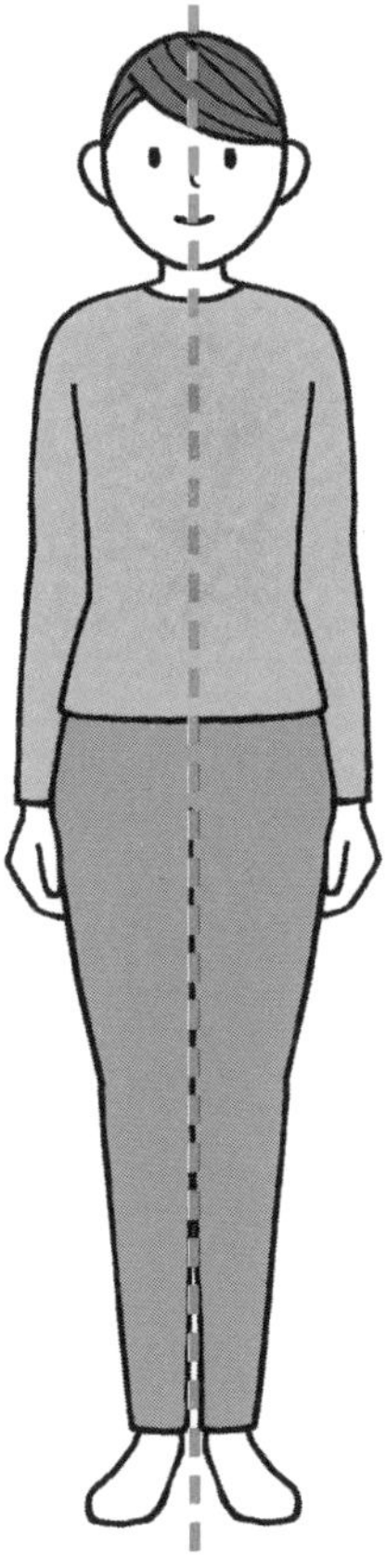

正しい姿勢は、顔の正中線と、体の正中線がまっすぐ1本になる。

正中線とは、文字通り、「顔の中央の線」、「体の中央の線」のことです。この線がまっすぐなら、よい姿勢で体を使えていることになります。

その反対に、顔や体の正中線が斜めになっていたり、顔と体の正中線がズレていたりすると、骨格がズレてゆがんでいることになります。

顔と体の正中線の位置がズレていると、体の重さがかかる関節がすり減り、変形しやすいといえます。そうなると、神経の圧迫により痛みが出ます。さらに、血管が圧迫されるので血流が悪くなる、自律神経が乱れるなど、痛みや万病のもとともなります。

まず全身の①正面、②左側面、③背面、④右側面の、4つの方向からの動画を撮って確認してください。自分が思っているより姿勢がゆがんでいて、ショックを受ける方が大半でしょう。しかし、これが「現実」なのです。

① 正面の全身動画で次の項目をチェック

1 左右の目の高さは？ ⬇ 左右とも同じ or 高さが違う

2 両目、両耳の位置は？ ⬇ 目も耳も左右に差はない or 左右の目と耳の位置が回旋している、もしくは微妙に左右にズレている

3 顔と体の位置は？ ⬇ 両目の中心線は、体に対しても真ん中である or 左右どちらかにズレている

4 肩の高さは？ ⬇ 左右同じ or 左右で高さが違う

5 ひざの間は？ ⬇ 閉じている or 開いている、もしくはくっつき過ぎている

次に、正面全身の「足踏み」動画でも、同じ5項目をチェックしてみましょう。

②左右の側面動画で、次の項目をチェック

1 首と顔の位置 ⬇ 背骨（体幹軸）の上にある or 背骨から前にズレている
2 あごの位置は？ ⬇ あごがきちんと引けている or あごが上がっている
3 肩と肩甲骨の位置は？ ⬇ 後ろに引けている or 肩甲骨が前に巻き込まれている
4 背中は？ ⬇ まっすぐ（姿勢がよい）or 丸まっている（ねこ背）
5 腰の位置は？ ⬇ 後ろにきちんと引けている or お腹が突き出て腰は反っている
6 ひざの角度 ⬇ きれいに伸びて足が床についている or 少し曲がって足が床についている

左右の側面動画でチェックしたら、今度は「足踏み」動画の左右側面でも、同じ6項目をチェックしてみましょう。67ページの「首が背骨の上に正しい位置でのっている人の姿勢」を基準にして、自分の姿勢をチェックしてみてください。

顔と体のゆがみ、位置ズレの原因は、主に3つあります。

①「背骨の柔軟性」が足りないために、正しい位置になれない（静止時はズレなくても、歩行時にズレる人も多い）。
②「視覚」が、自分では正しいと思っていても、実際とズレている。
③「骨格」で最も大切な背骨の位置がズレたままで、正しい位置に合わせられない（手技や体幹トレーニングで整えても、すぐにズレてしまう）。

これらの知識を頭に入れておき、いつも自分はどのような姿勢でいるのかを知っておくと、歩くときによい姿勢を意識できるようになります。

背骨をまっすぐにしやすくなる歩き方のコツ

背骨がゆがんだままだと、歩くときに重い頭が左右にブレやすくなっている場合も多いものです。

改善策としては、歩くときに「1、2、1、2」のリズムではなく、「1、2、3、1、2、3」と頭のなかで刻むのがお勧めです。これはかなりの効果が期待できます。

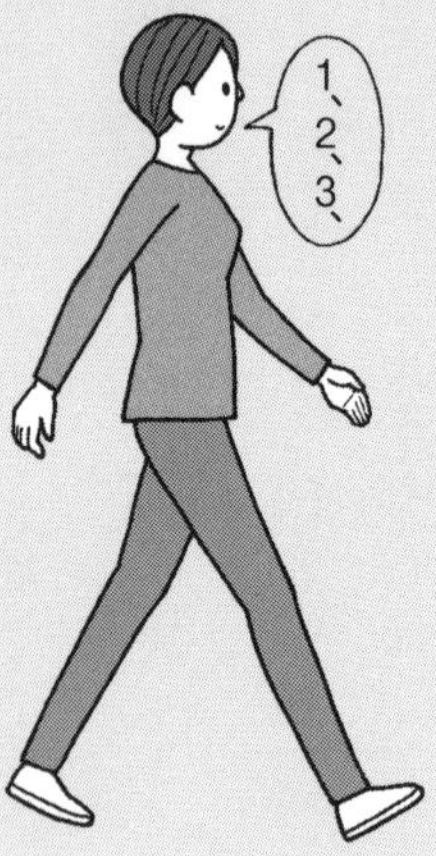

「背骨の柔軟性」をセルフチェック

**自分の「背骨の柔軟性」をチェックしてみましょう。
以下の質問に答えてください。**

1
仰向けに寝て、左右の肩甲骨をできるだけ背骨に近づけ、肩を下げます。この状態で、腕の付け根は床につきますか？

○ つく　× つかない →

背骨の上部と肩甲骨が固まっているので82〜84ページの「肩甲骨をやわらかくする体操Ⅰ・Ⅱ」を行いましょう。

↓（○ つく）

2
そのままの姿勢で、あごを床のほうに引いたとき、首と床の間に指が入りますか？

× 入らない　○ 入る →

首と背骨の胸椎、肩甲骨が硬いので78ページの「首まわりをやわらかくする体操」と、80ページの「胸椎をやわらかくする体操」を行いましょう。

↓（× 入らない）

3
腰を床にぴったりとつけて、尾骨を床から上げられますか？

× 尾骨を上げられない →

背骨全般（特に腰椎）が硬いので、86ページの「ひざ伸ばし前屈体操」と、90ページの「背骨の柔軟性を高める体操」を行いましょう。

○ 尾骨を上げられる

↓

引き続き「背骨の柔軟性」をキープしましょう

1〜3すべてができないと、痛みや不調が続いている場合が多いと思います。ぜひ、これから紹介する体操を試してみてください。

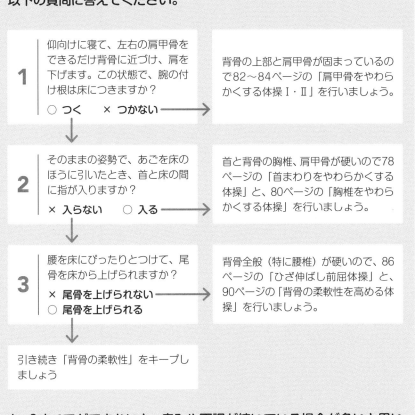

首の傾きを治す！

ここからは、実際の体操を紹介していきます。まず、ご自身の動画を止めて見て、体の正中線を基準にして、顔がその正中線の左か右にずれていないかを確認してください。顔と体の正中線が合っていない人は「バランスが悪い」か「首まわりが硬い」のどちらかです。

首まわりをやわらかくしないと、顔と体の正中線を合わせることはできません。顔と体の正中線がズレている方は、鏡を見ながら、次の体操を行ってください。

首まわりをやわらかくする体操

① 鏡を見ながら、両方の鎖骨のくぼみに、人差し指を当てる。

② 顔は正面を向いて、左右の目の高さが平行になるようにする。そのまま、肩をできるだけ動かさないようにして、頭を左右に動かす。左右に余裕があって動かせるなら、

首を後ろに引く動きを行う。

③ 左右とも、それ以上は首が動きにくいという場所がある。そこが首の固まっている部分なので、そこをほぐしながら首が動くように、ゆっくりと可動域を広げていく。

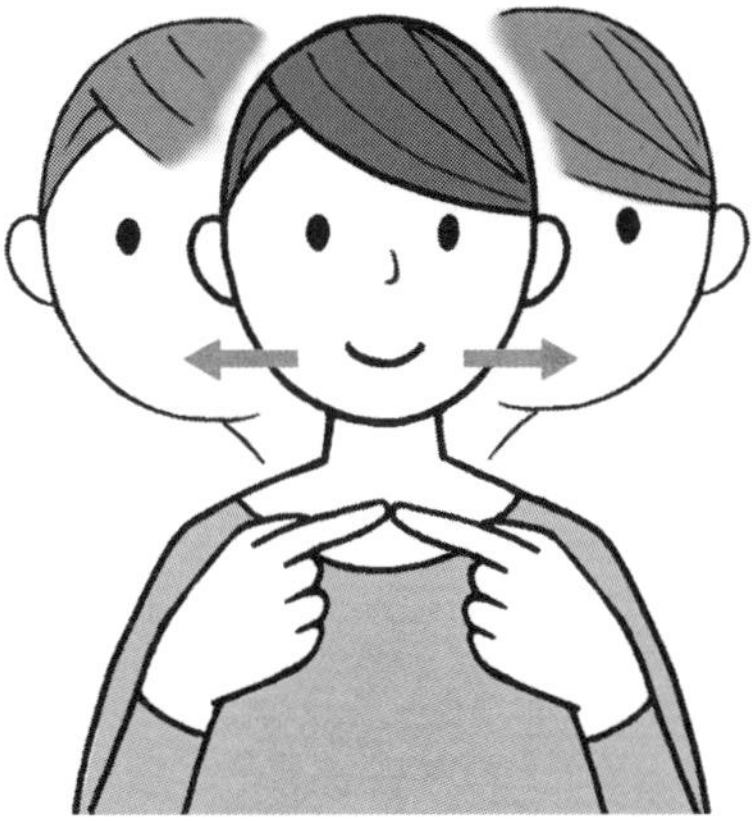

左右の目の高さが平行になるように保ちつつ、鏡を見ながら行う。首がそれ以上動きにくい場所は、首が硬くてつっぱっているので、軽くほぐすといい。

ねこ背を治して、歩きやすい体になる！

重い頭と首が、体の位置より前に出ている人が多いことは、ここまで説明した通りです。頭と首の位置は胸椎を基準に考えますから、「頭と首が前に出ている」というのは、胸椎よりも前に出ているということです。

正しい姿勢というのは、胸を張って、頭と首がきちんと後ろに位置していて、腰も反っていない状態です。しかし、これは非常に難しく、多くの方は胸を張って首を後ろに引こうとすると、腰が反ってしまいます。そこで、以下で紹介する、胸椎の柔軟性を高める体操を行ってください。

胸椎をやわらかくする体操

① あごを引いて胸を突き出し、腰が反らないように、お腹をひっこめる。

② 自然にまっすぐ立ち、両手を骨盤の上のほうに当てる。さらに肩甲骨を後ろに引く

ようにして胸を張る。

③できるだけ反り腰の逆になるように、骨盤の上のほうを両手と一緒に後ろに引いて、骨盤の下（尾骨のほう）は前の方向に向けるようにする。

④この状態をキープしたまま、かかとが少し浮いた状態になるまで体を前へ傾けて5秒キープ。これを2～3回繰り返す。

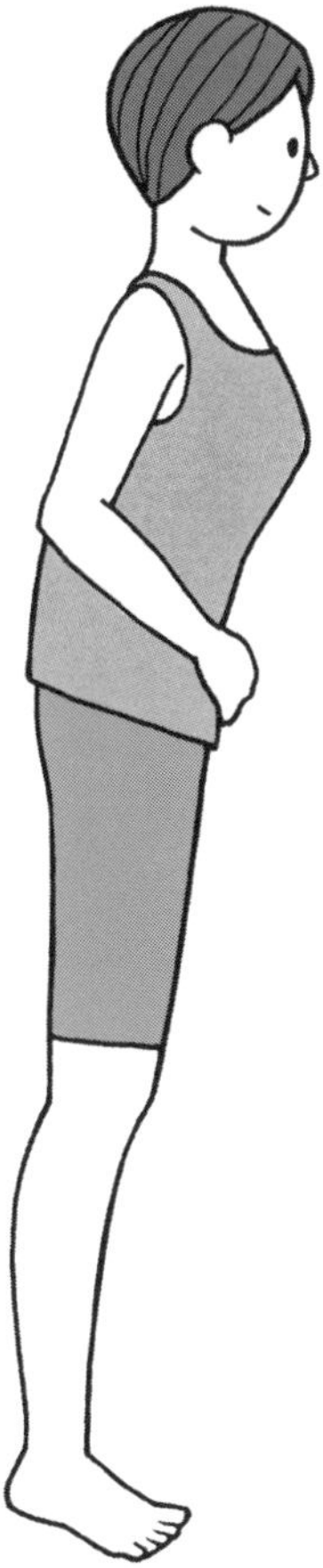

頭から足までまっすぐにしたまま、かかとが少し浮く状態まで体を前に傾けて5秒間キープ。

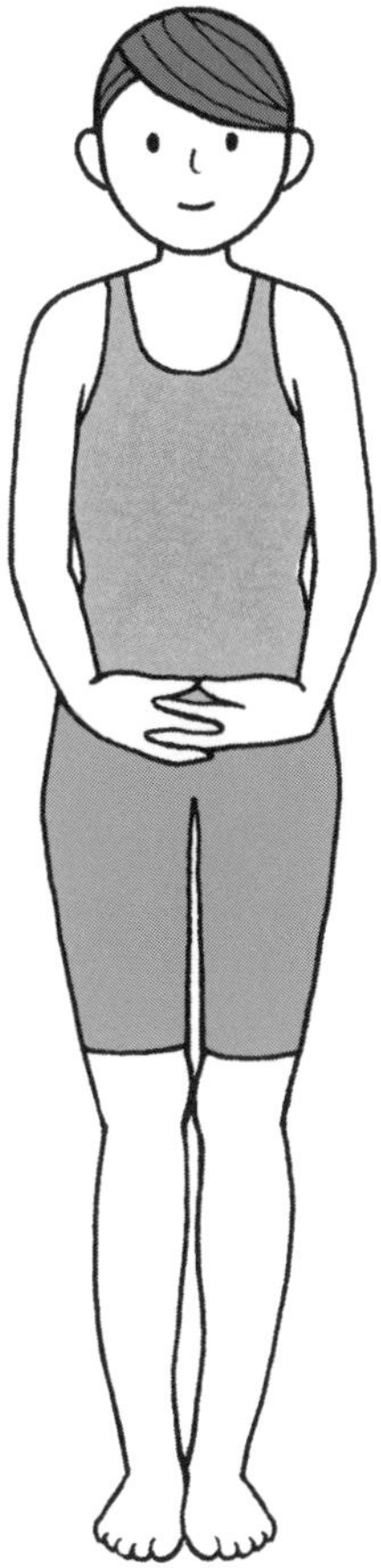

両手と一緒に、骨盤の上のほうを後ろに引いて、骨盤の下は前の方向に向ける。

肩の巻き込みを治す!

背骨のゆがみを治すには、肩甲骨のやわらかさも大切です。

ここでは、壁などを使ってできる体操と、床に寝て行う体操を紹介します。どちらも簡単にできる体操なので、やってみましょう。

肩を下に下げた状態で、両方の肩甲骨を背骨のほうに寄せたとき、肩甲骨の下のほうがくっつくくらいになるのが理想的です。

肩甲骨をやわらかくする体操Ⅰ

① 壁の角にひじを曲げて手をかける。
② 上半身を前へ突き出すようにして胸を開く。
③ この動きを、左右の手でそれぞれ数回行う。
④ 壁に手をかける位置を少しずつ変えてみると、動きの悪い箇所がわかる。

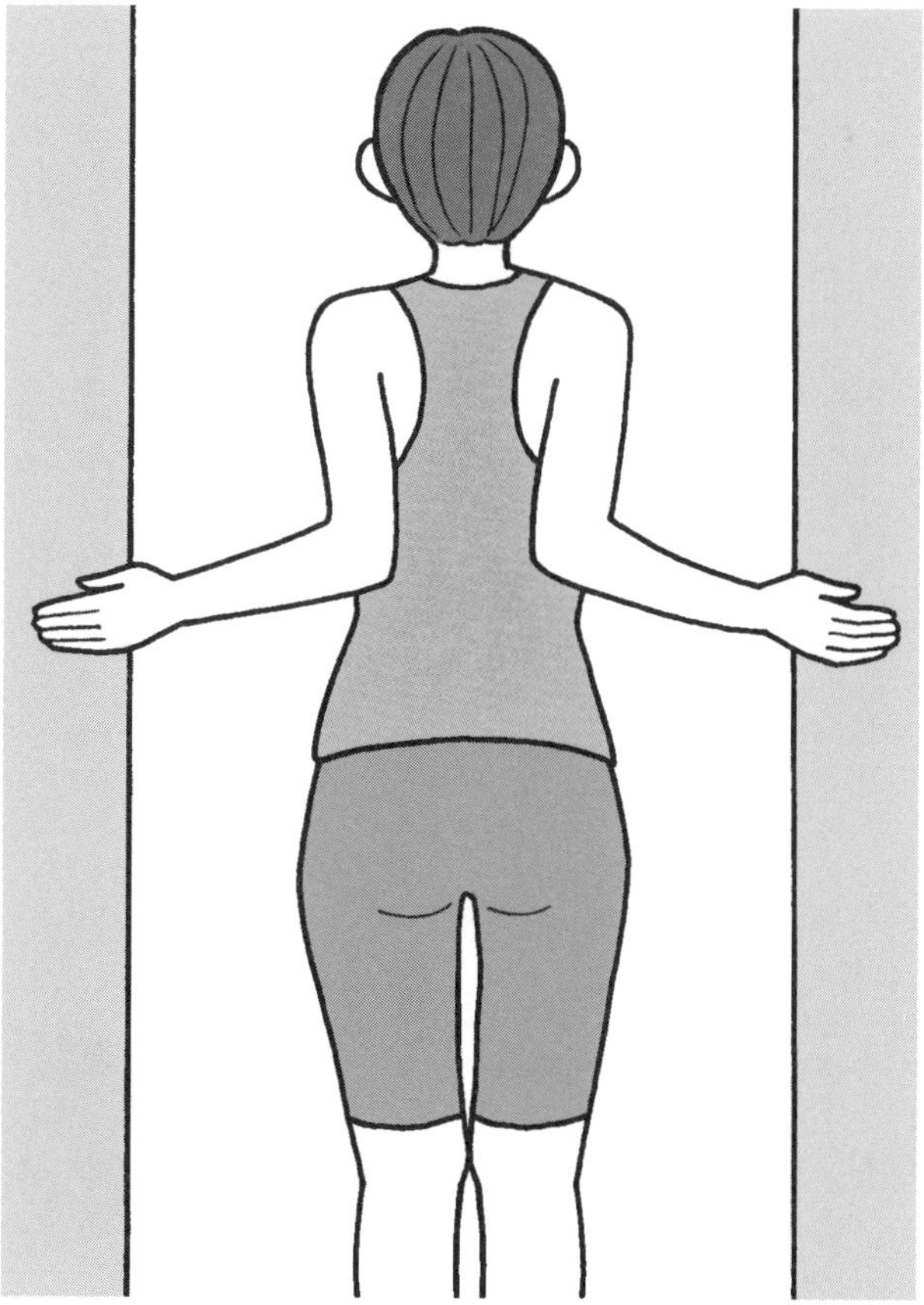

この体操は四十肩、五十肩の人にもお勧め。部屋の入口などを利用し、片腕ずつ行っても、両腕を同時に動かしてもいい。

肩甲骨をやわらかくする体操Ⅱ

①横向きに寝て腕を背中側に約45度に倒し、30〜45度くらいを行ったり来たりして回す。

②左右それぞれ数回ずつ繰り返す。肩甲骨が、より背骨に近づくようにするのが目的。

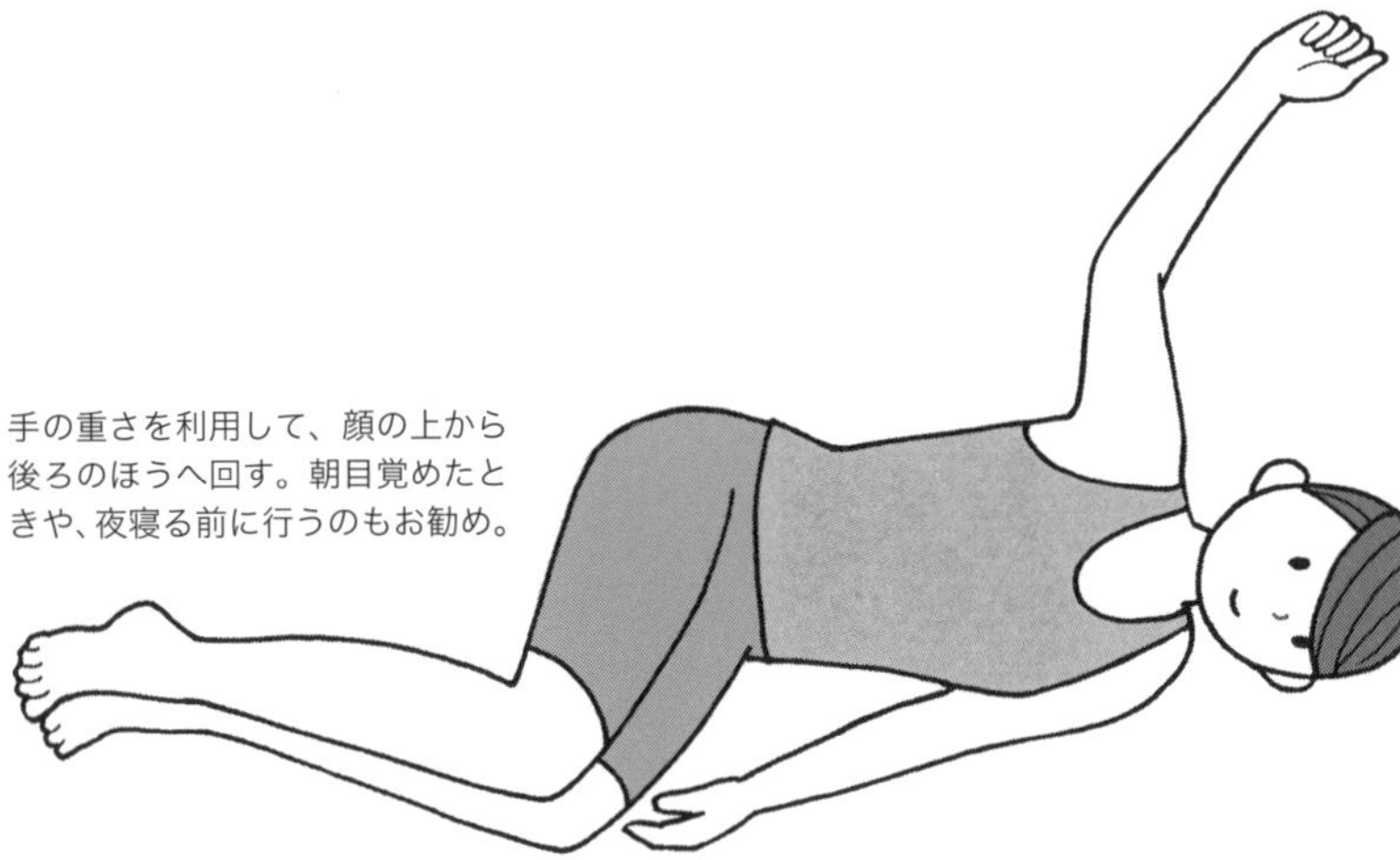

手の重さを利用して、顔の上から後ろのほうへ回す。朝目覚めたときや、夜寝る前に行うのもお勧め。

反り腰を治す!

多くの人が、胸を張って首を後ろに引くと反り腰になります。それが「よい姿勢」だと思っているわけですが、実際には、重い頭による重力で背骨の湾曲が強くなっているのです。

反り腰は、腰痛の原因になります。つまり、腰痛を防ぐには、反り腰の姿勢を治すことが重要なのです。

腰痛対策として、前屈をして腰を伸ばすといい、といわれます。しかし、前屈は太ももの裏の筋肉を伸ばす効果は期待できても、腰椎にはアプローチできません。

ここで紹介するのは、腰椎に直接アプローチできる体操です。腰痛改善効果も期待でき、ひざ痛にも効果的です。ぜひ試してみてください。

ひざ伸ばし前屈体操

①体育座りをして両ひざをくっつけ、ひざの下に両手を通す。できるだけ胸とひざがぴったりとくっつくようにする。

②その姿勢から、徐々にひざを伸ばしていく。太ももの前の筋肉を使ってできる限り伸ばした状態で、最低でも5秒キープする。これを2～3回繰り返す。

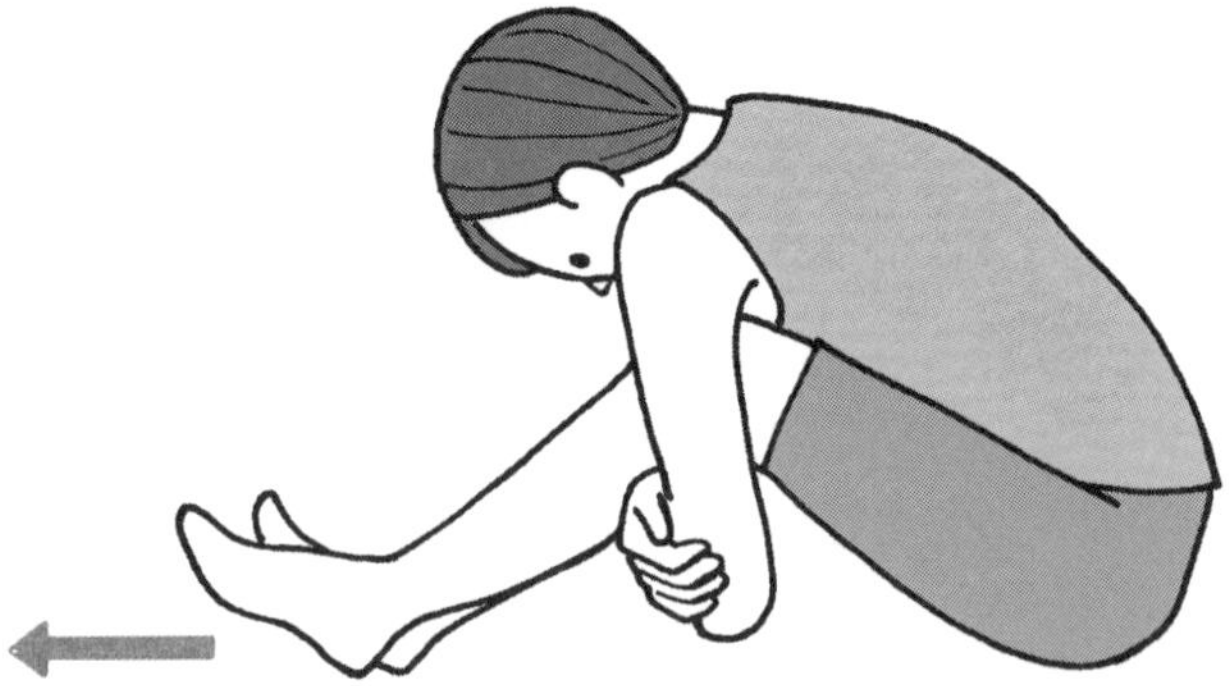

両ひざを抱えた姿勢から、徐々に脚を前方に伸ばしていく。腰痛やひざ痛の方には、痛みの改善効果が期待できる。

上半身と下半身のバランスをよくする!

ひざ関節と、重い頭のバランスを高めて整える体操です。上半身と下半身の安定感が高まり、体の中心軸が整います。

体のバランスを整えるひざ回し体操

①両足をそろえて立ち、軽くかがんでから、両手をひざに当てゆっくりと大きく回す。

②反対方向にも同様に回す。左右それぞれ5回ずつ行うのが1セットの目安。

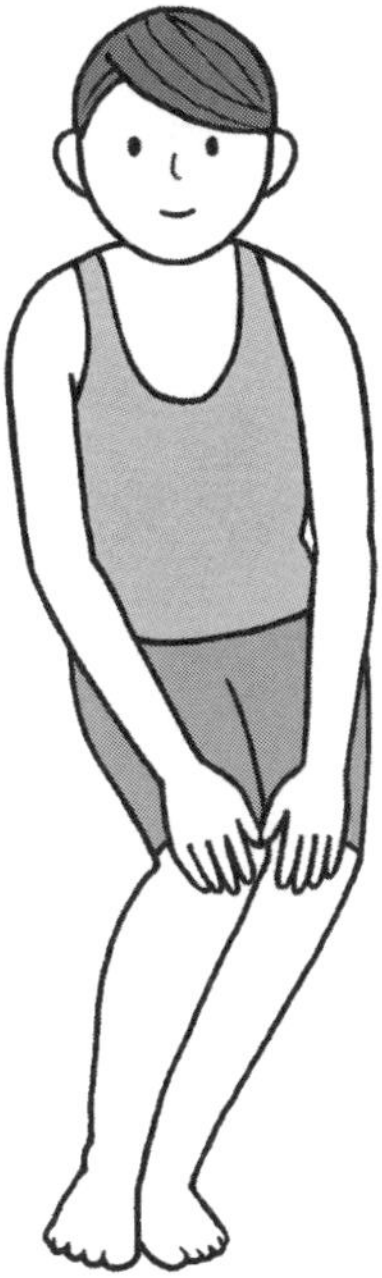

下を向いて行うと安定感が悪いので、視線を遠くにおくのがポイント。

短回旋筋を自分で鍛える

短回旋筋を鍛えていけば、背骨の軸を自分で整え、よい姿勢にしていくことができます。この体操で大切なのは、仰向けできちんと寝た状態を作ること。寝た姿勢になると全身が脱力しやすいので、目の位置と体の位置を、正しい位置に合わせやすくなるのです。

まずは横になり、目の真上にある天井の目印を決めて見つめて、両膝を左右に揺らします。これだけでゆがみが補正されていきます。

短回旋筋を鍛える体操

① 全身の力を抜いて仰向けに寝て、ひざを立てる。

② 両目で天井の1点を見つめ、肩が上がらないように注意しながら、肩甲骨を引き寄せるようにして胸を張る。首の後ろが床につくようにする。腰が反らないように床

につけて尾骨を上げる。

③　ゆっくりと全身で脱力する。

④　左側の肩甲骨を床に押しつける力で、ひざを右側へ倒す。

⑤　右側の肩甲骨を床に押しつける力で、今度はひざを左側へ倒す。

⑥　④と⑤を交互に20回ほど繰り返す。ひざが床につかない人は、姿勢が崩れないように注意しながら、両脚を左右に振るだけでいい。

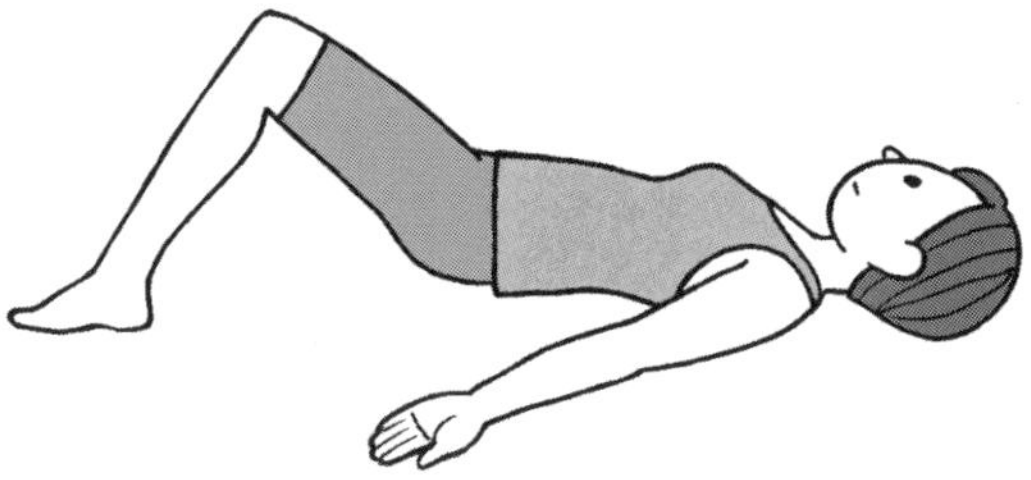

天井の1点を見つめて行うことが重要。視覚から、顔と体の中心線のズレを補正していくことができる。

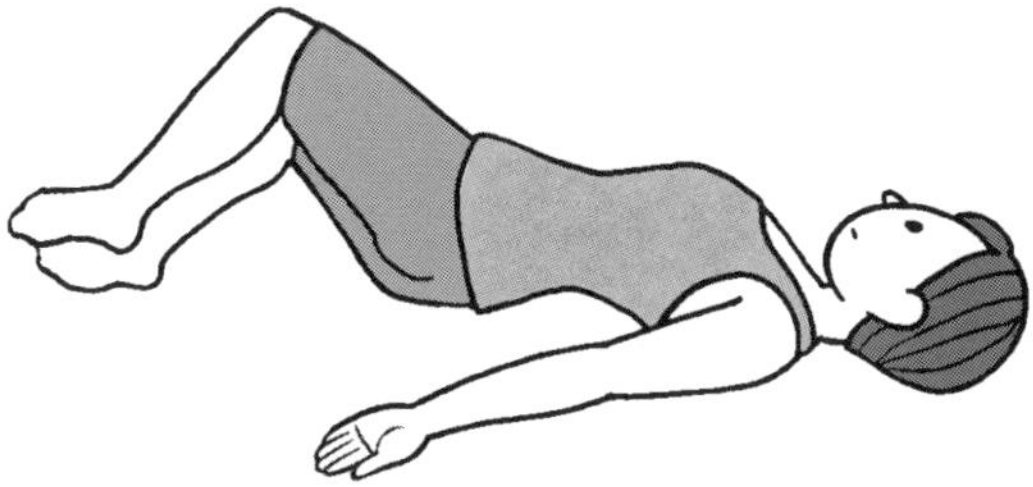

なるべく肩と床のすき間がないように寝転がること。特に巻き肩の人は、仰向けに寝転んで首の後ろを床につけようとすると、肩が上がってしまいがちなので注意。

背骨の柔軟性を高める体操

① 「短回旋筋を鍛える体操」の①と②を行う。

② 脚の力で骨盤を静かに引き上げてブリッジし、首が床につきやすくなるのを感じる。

③ 上げた骨盤を、静かに腰の部分から下げていく。このとき、できるだけ尾骨は上げたまま、腰だけを床にゆっくりとつける。

④ 尾骨を床につけずに、肩甲骨を引いた状態で首を引き、背骨の柔軟性を高めるようにギュ〜ッと5秒間力を入れる。

⑤ ①〜④ができるようになったら、ギュ〜ッと力を入れたまま、「短回旋筋を鍛える体操」（88ページ）の④と⑤の動きを3〜20回繰り返す。

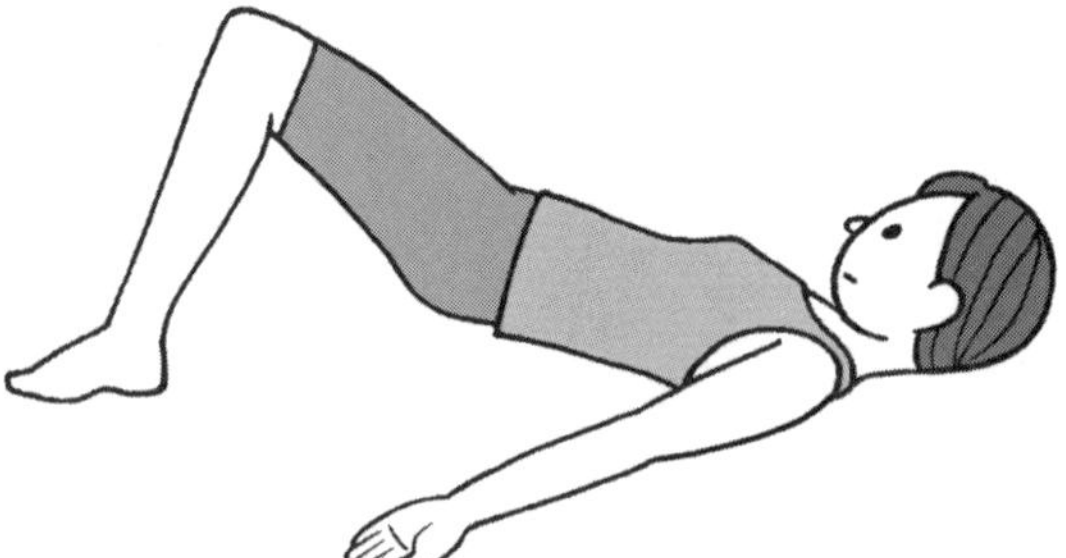

首の後ろを床につけるように引くと、腰が反りやすくなるので、できるだけ腰が反らないように尾骨を上げる。

※この体操の動画をご覧になりたい方はhttps://kaokarada.com/taiso/にアクセスしてください。

特別対談精神科医　樺沢紫苑先生×中村弘志

姿勢がよくなったおかげで、疲れづらくなった

中村　私は10年ほど前から樺沢先生が主宰されている「ウェブ心理塾」のセミナーに参加させていただいています。そのご縁で数カ月前から、樺沢先生が私の接骨院へ通院してくださるようになりました。

樺沢　「ウェブ心理塾」は情報発信を目指す人のための「学び」のコミュニティとして2009年から始めたものです。長く参加いただいていて感謝です。

　こちらの接骨院にうかがったのは、中村さんが「目から背骨を正しくする」という独自の理論の

精神科医・作家 樺沢紫苑先生

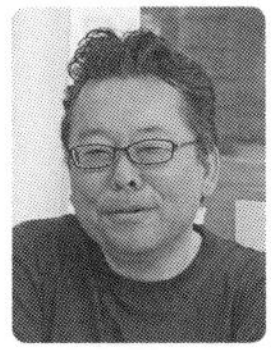

1965年北海道生まれ。91年、札幌医科大学医学部卒。同神経精神医学講座に入局。2004年から米国シカゴのイリノイ大学精神科に3年留学。帰国後、東京にて樺沢心理学研究所を設立。「情報発信によるメンタル疾患の予防」をビジョンとし、YouTube、メールマガジンなど累計80万フォロワーに情報発信をしている。著書に『言語化の魔力　言葉にすれば「悩み」は消える』他、多数。

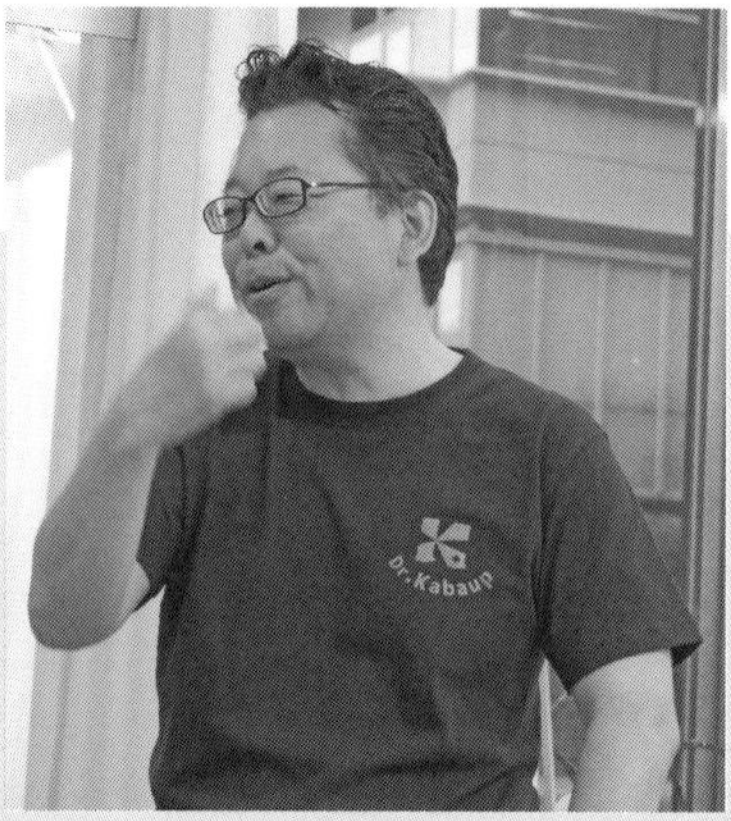

もと、姿勢を正しくする施術を行っていると聞いたからです。最初はその意味がさっぱりわからなかったのですが、基本的に健康によさそうなことは、とりあえずやってみたいと思っているので。

中村　興味を持っていただき、ありがとうございます。

樺沢　私はふだん、1日10時間以上、パソコンに向かって原稿を書いています。だから肩まわりがとにかく硬い（笑）。いろんな整体院で施術を受けたのですが、どこへ行っても「肩甲骨がこんなに硬い人は見たことがない」と言われるだけで、一向に改善できなかった。それを何とかしたいとかなり前から思っていました。

中村　セミナーに登壇される先生の姿を毎回拝見しながら、失礼ながらずっと姿勢が気になっていたんです。骨格はいいし、胸郭も大きい。ふだんから加圧トレーニングで筋肉を鍛えておられるのもわかる。でも、ねこ背なんです。首が前に出ていて肩が丸まってしまっていたんですよね。

樺沢　それが中村さんの施術を受け、「カチッとハマる®」を使って背骨を整えてもらってからずいぶん変わりました。姿勢は格段によくなった。セミナーを受講されているみなさんからもそう言われることが多くなりました。

中村　最近は24個ある背骨の1個1個の上に重い頭が正しくのっています。ねこ背も改善され、肩が後ろに行くようになって胸が広がっています。呼吸力も自然に高まって血の巡りもよくなっていると思いますよ。

身長が0・5㎝伸び、「痩せたね」と言われた！

樺沢　姿勢がよくなってから疲れづらくなりました。集中力も持続するようになった気がします。2時間立ちっぱなしの講演やセミナーでも一度も座らずに続けられるようになりました。先日、YouTubeライブを3時間半続けて行ったのですが、まったく平気でした。以前は3時間以上続けると立ち上がれなくなるほど疲れたので、この変化には我ながらびっくりしました。実際、後で映像を確認したら、後半になっても姿勢が乱れていなかったんです。これはうれしかったですね。

中村　樺沢先生の姿勢がよくなってきたのは私も実感しています。先日、健康診断で身長を測ったら伸びていたとご報告をいただいたときも、うれしかったです。

樺沢　驚きですよね、0・5㎝、伸びたんです（笑）。ドクターに「なぜ身長が伸びたんですか？」と聞かれたので、「姿勢を直しているんです」と話したら納得してくれました。おもし

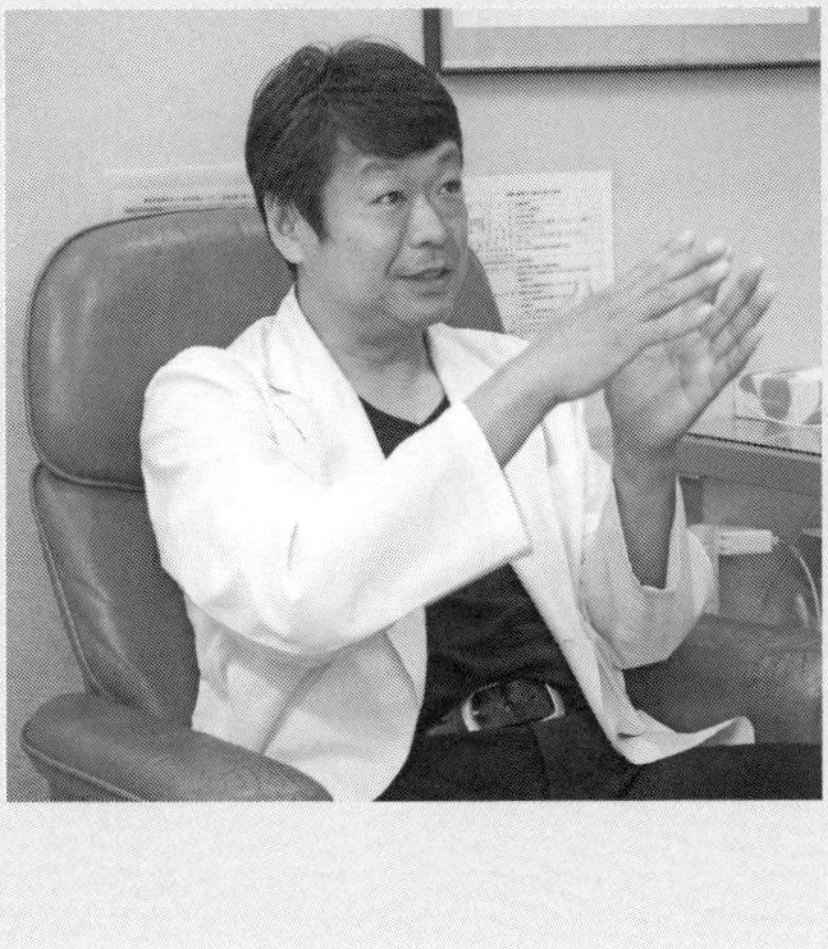

ろいのは、体重は1kgぐらいしか減っていないのに、「痩せましたね」と言われることが増えたこと。首まわりが少し細くなったせいか、すっとしたシルエットになったのかなあと思っています。

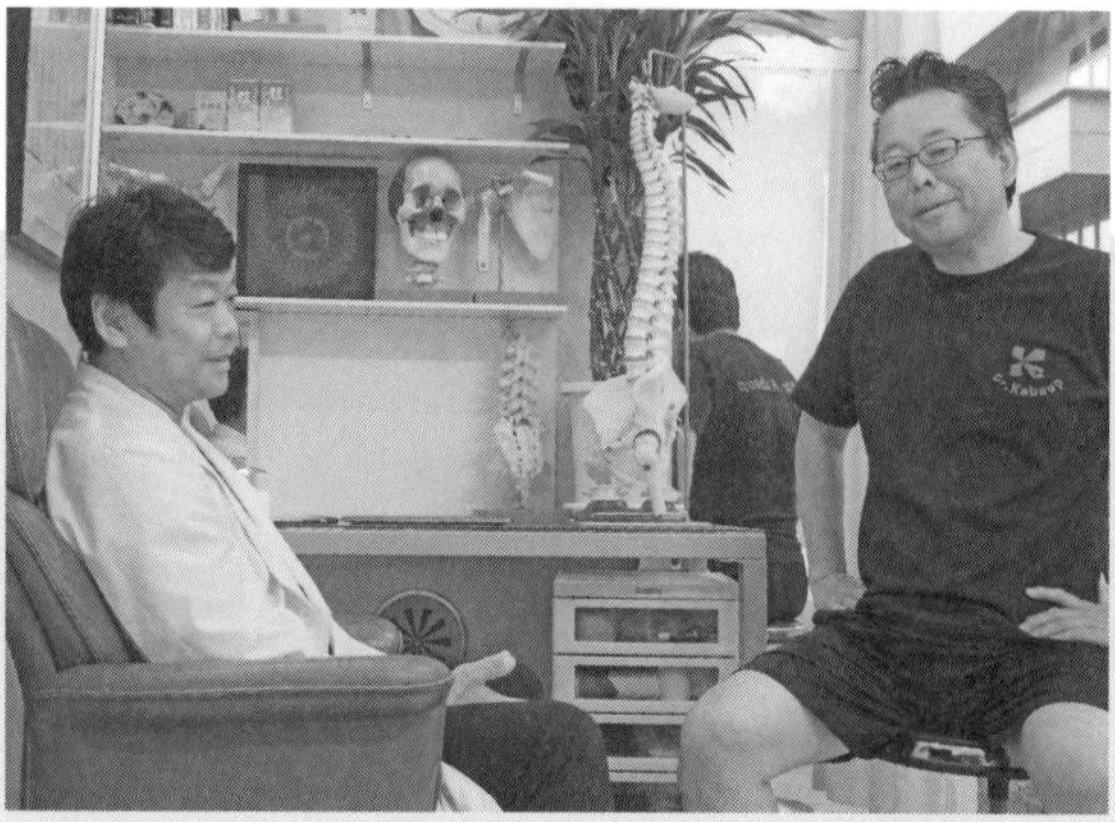

無意識を意識化することで姿勢を直すのは画期的

樺沢　私は以前、武術をやっていました。そのとき、よく「肩甲骨を開け」と言われたのですが、私の肩甲骨はガチガチだったので、その意味がわからなかった。でも、中村さんに施術をしてもらって、肩甲骨が動くようになり、初めてその意味が理解できるようになりました。

中村　今、樺沢先生の肩甲骨はかなり動いています。前屈や後ろに反れなくてもいいんです。正しい姿勢になるために必要な柔軟性が確実に高まっています。だから姿勢が変わってきているし、疲れなくなっているんです。

樺沢　背骨の柔軟性が大事だというのは実感しています。

中村　目から背骨を整え、姿勢を正すという意味はご理解いただけましたか？

樺沢　無意識で補正している目線のズレを意識化し、そのうえで姿勢を正していくというのは、口で言われただけではなかなか理解できなかった。でも、実際に施術を受けて補正してもらって、初めて体感でつかめてきた感じかな。自分の目線のズレと、このズレを正すことからどうやって背骨を整えていくのかもわかりました。

中村　さすがに言語化する力に長けていらっしゃる。そこまで理解していただき、ありがとうございます。診察の初日に、立ち姿や歩く姿の動画を撮って見ていただいたのですが、樺沢先生は左肩が下がり気味で、左目も下がっていました。

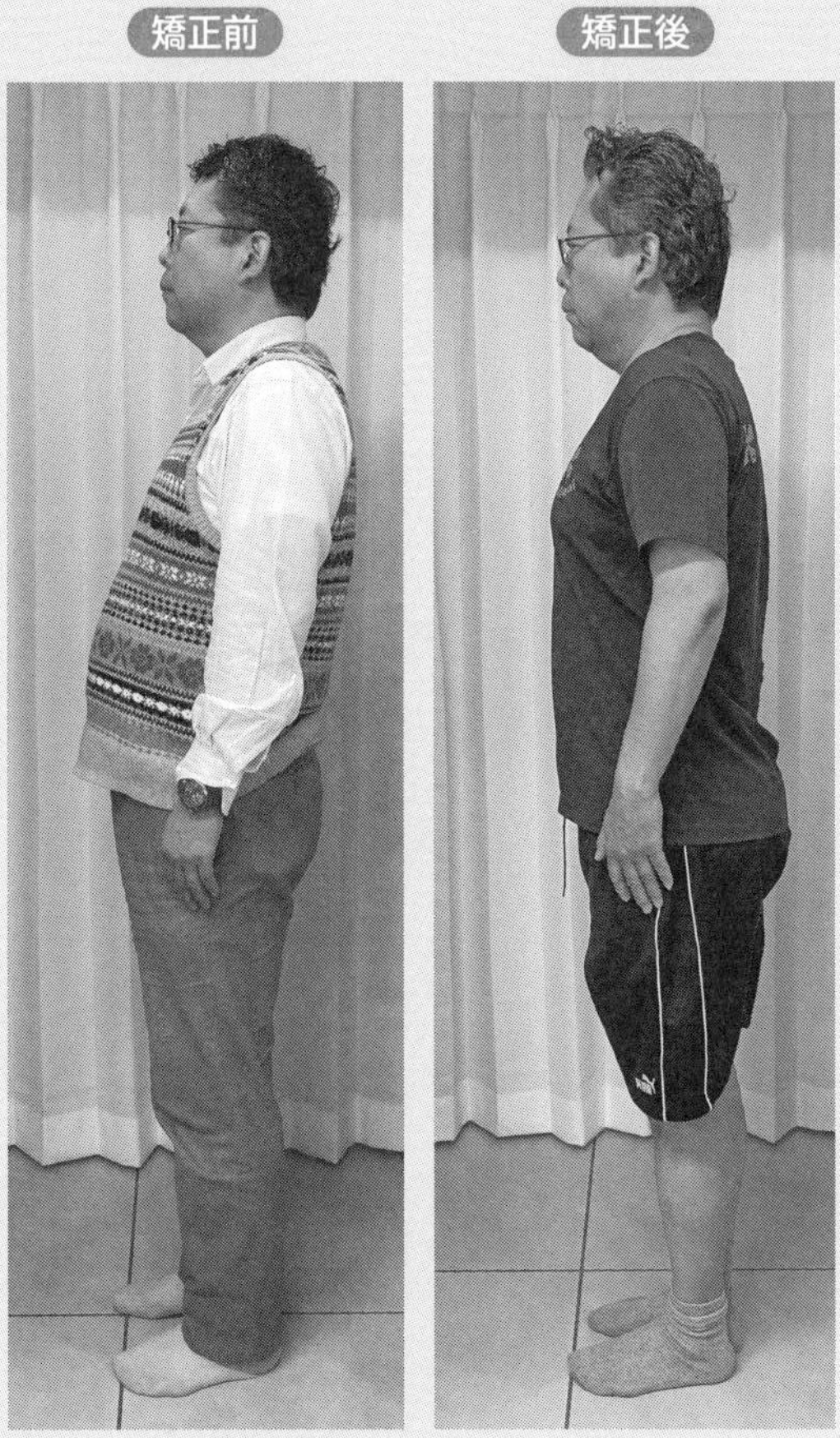

樺沢先生の来院当初（左）と3カ月後の写真（右）。以前はねこ背で反り腰だったが、最近は頭が正しい位置で背骨にのり、すっきりとした体形になった。

樺沢　そうでしたね。まだ下がっているのですが、自分では平行のつもりだったし、平行に見えているから気づけなかったのですが。

顔の位置がほんの数ミリ、ズレただけで見え方が全然違う。一瞬一瞬に目線のバランスがこんなにも傾くんだと知ることができたのも新鮮な驚きでした。

中村　そこにも気づいていただけましたか！　樺沢先生の場合、以前は背骨の上に、頭が前に出るような感じでのっていた。そののる位置が正しくなって、目線もだいぶ変わって修正できるようになってきたわけです。

樺沢　動画で自分の姿を見るのはその後、姿勢を直そうというモチベーションにもなりますね。いずれにしても日常生活がすこぶる快適になりました。痛みとか、現実的な障害が出ないと病院に行ったり、整体に行ったりしない人が多いですが、ひどくならないうちに目の位置、背骨の位置の修正をしたほうがいいと思いました。こんなに日々の生活が快適になるのですから。

中村　樺沢先生にそう言っていただけてうれしいです。本日はありがとうございました。

（2023年5月8日、中村接骨院にて）

第4章

体験談

悪い姿勢を改善したら、こんなに生活が楽しくなった！

ケース❶

臼蓋《きゅうがい》形成不全で歩けなくなった私が、舞台に出演！

川野理恵さん（東京都在住　主婦　54歳）

幼い頃から数年前まで、私は健康優良児そのもので、病気も怪我も一切なく過ごしてきました。以前は心理カウンセラーの仕事をしていましたが、夫の海外赴任を機に退職。2018年4月から翌年6月末までニューヨークで過ごし、帰国後は、地元の劇団に入って演劇をやっていました。

夫もアクティブな性格なので、休日は2人で山登りをしたり、ハイキングへ行ったりしてアウトドアを楽しんでいました。

ところが2021年11月、急に股関節が痛むようになりました。痛みが激しくなったので近所の整体院へ駆け込んだところ、治るどころかさらに悪化。痛みに耐え切れず、整形外科で診てもらったら、臼蓋形成不全と診断されました。

どうも生まれながらにしてもともと骨の奇形があったらしいです。基本的には症状が出ることはない病気らしいのですが、年齢を重ねたことで骨に負荷がかかって、痛みが出たわけです。

それから約1年間、痛みもあったので家からほとんど出ない日々を過ごしました。たまに外に出かけるときは杖が必要でした。股関節が痛く、体にぐらつきがあったからです。

22年10月、痛みがかなり収まってきたので、知人に誘われて逗子で上演予定のミュージカルのオーディションを受けることにしました。寝てばかりの生活にも飽きていたんだと思います。

その翌月のこと。夫が以前から通っていた接骨院の先生が日暮里に店舗を移転されたので、お祝いのために夫と出かけました。それが中村先生の接骨院でした。

夫だけでなく、私も診てもらって背骨のゆがみを整えていただいたところ、痛みが改善されただけでなく、片足をひきずるように歩いていたのが、スタスタと歩けるようになったのです！　たった1回でここまでよくなることに衝撃を受け、しばらく通院することにしました。オーディションを受けたものの、本当に舞台に出ることになったときに体がもつのかなという不安もあったので、ここで改善できるならと、藁にもすがる思いでした。

何度か通い、視覚を調整しながら背骨のゆがみを治すという中村先生の施術を受けるうちに、体調もどんどんよくなっていきました。

ありがたいことにオーディションにも合格し、２０２３年2月のミュージカルの舞台

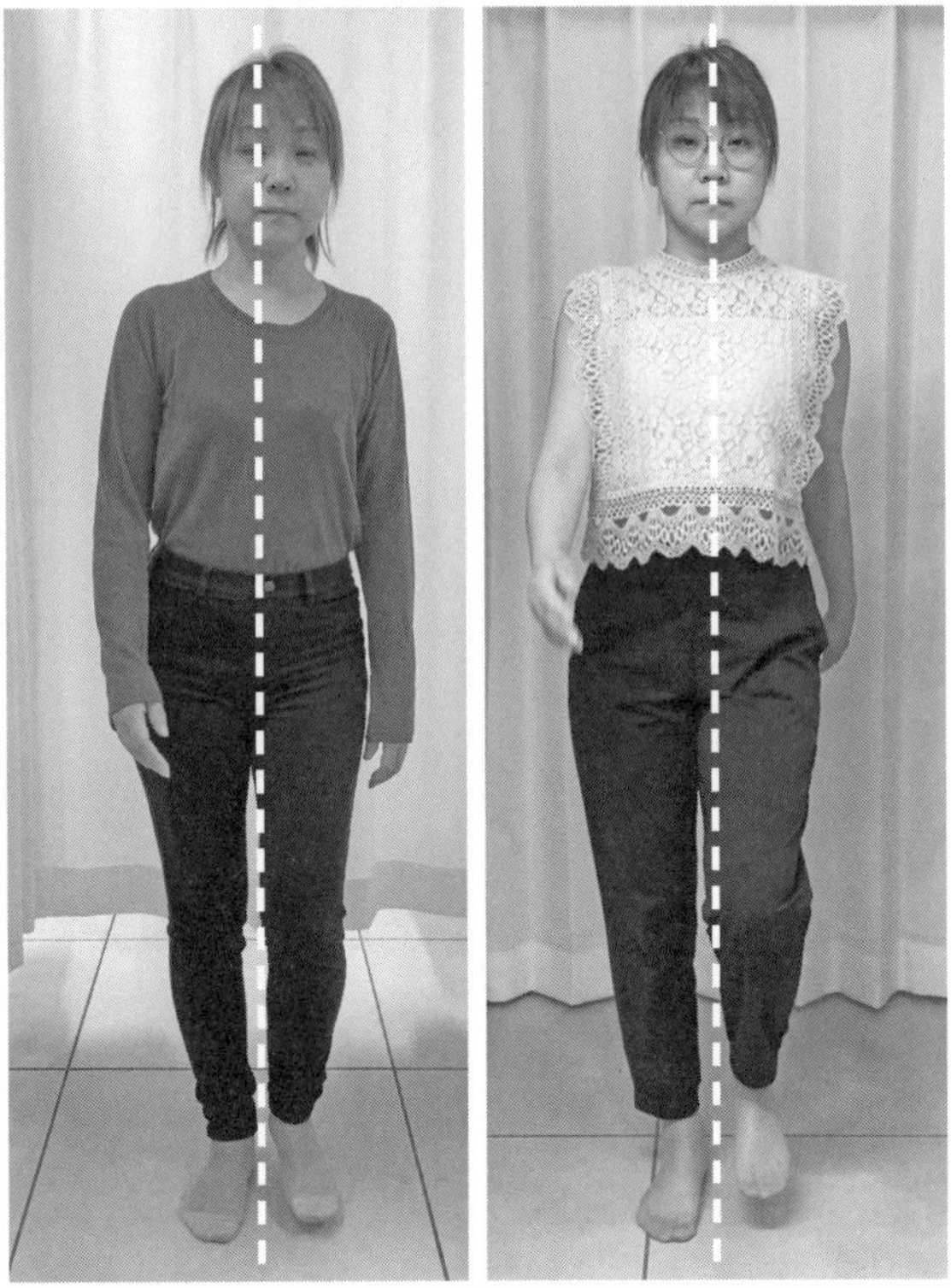

理恵さんの施術前（左）と施術後（右）。施術前は姿勢が傾き、顔にもゆがみがある。施術後はそれらが改善している。

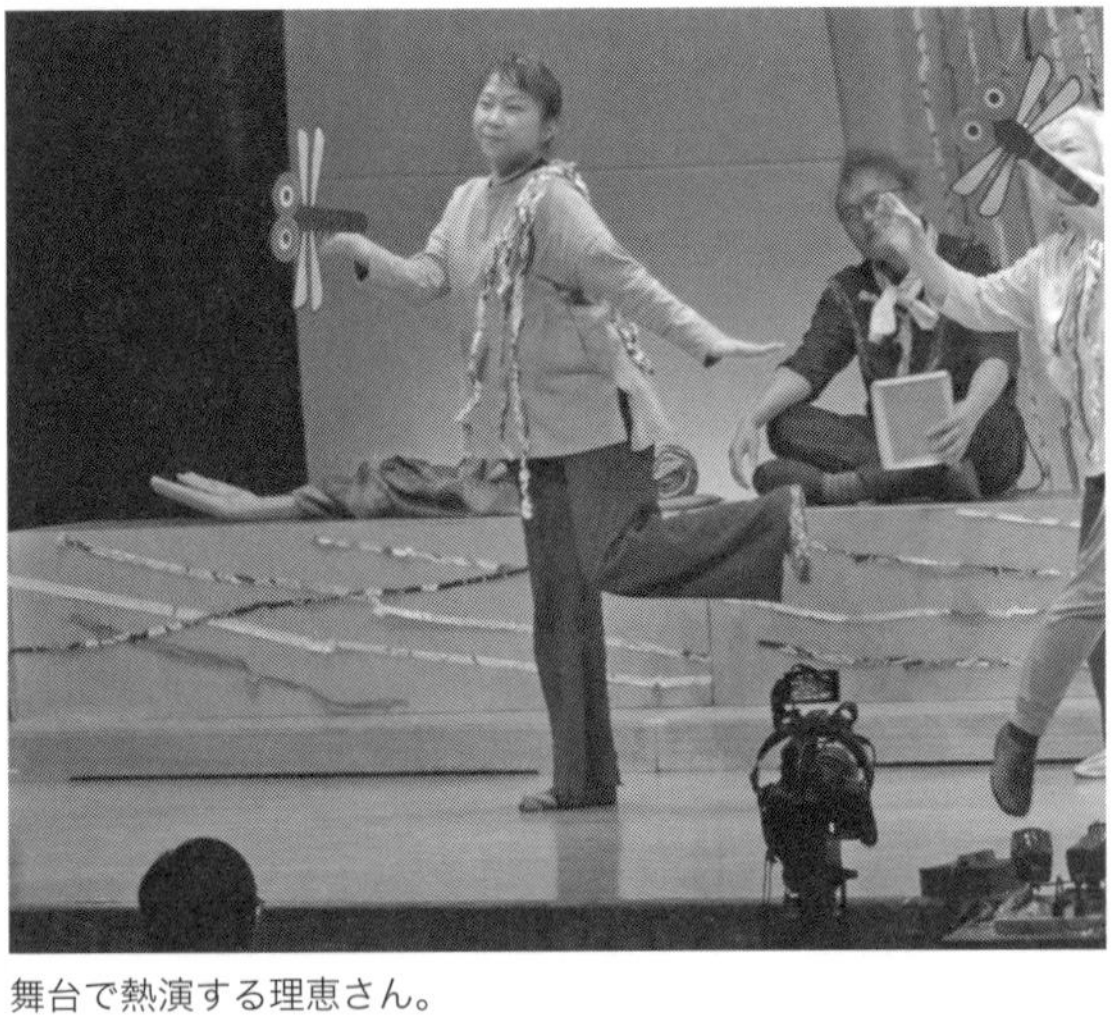

舞台で熱演する理恵さん。

に立ちました。ミュージカルなので、当然、歌って踊るシーンもありましたが、無事にやりきることができました。

背骨のゆがみを整えたら代謝がよくなった

背骨のゆがみを先生に整えてもらってから、顔のゆがみもなくなり、すっきりした表情になりました。代謝もよくなって、喋ったり、体を動かすと、ポカポカして汗をかくようになりました。以前は血行をよくする漢方を飲んでいましたが、今はやめています。ちょっと恥ずかしいのですが、「きれいになりたい」という気持ちも芽生えました。病気が発覚して塞ぎ込んでいた時期は、髪もボサボサで、身なりにもまったく気を遣っていなかったのですが、今はおしゃれも楽しむようになりました。ゆがみを整えることで、心身ともに健康になれるんだと実感しているところです。

また2人で遊びに行けるのが何よりうれしい――夫の秀樹さん

僕は妻より先に中村先生のところへ通っていました。腕が上がらなくなったからです。先生のところへ2、3回通い、視覚から背骨のゆがみを治す施術を経験したら、すっかりよくなりました。心なしか身長が伸びた気もします（笑）。

それ以外では、疲れにくくなったことと、睡眠の質が変わったことも大きいです。以前は、眠るのがしんどかったんです。枕が変わるとほとんど眠れず。歳だから仕方がないとあきらめていました。でも、今はホテルに宿泊してもすやすや眠れるようになりました。

自分の調子がよくなったこと以上にうれしいのは、やはり妻が元気になってくれたことです。彼女の調子が悪いときは、もう一生、山登りやハイキングに行けないのかなと思っていました。楽しいことが二度と一緒にできなくなると悲観していましたが、今は

2人とも元気になったので、いろいろなところへ出かけたりして楽しめそうでワクワクしています。やったことのないことにもチャレンジしたくなっています。

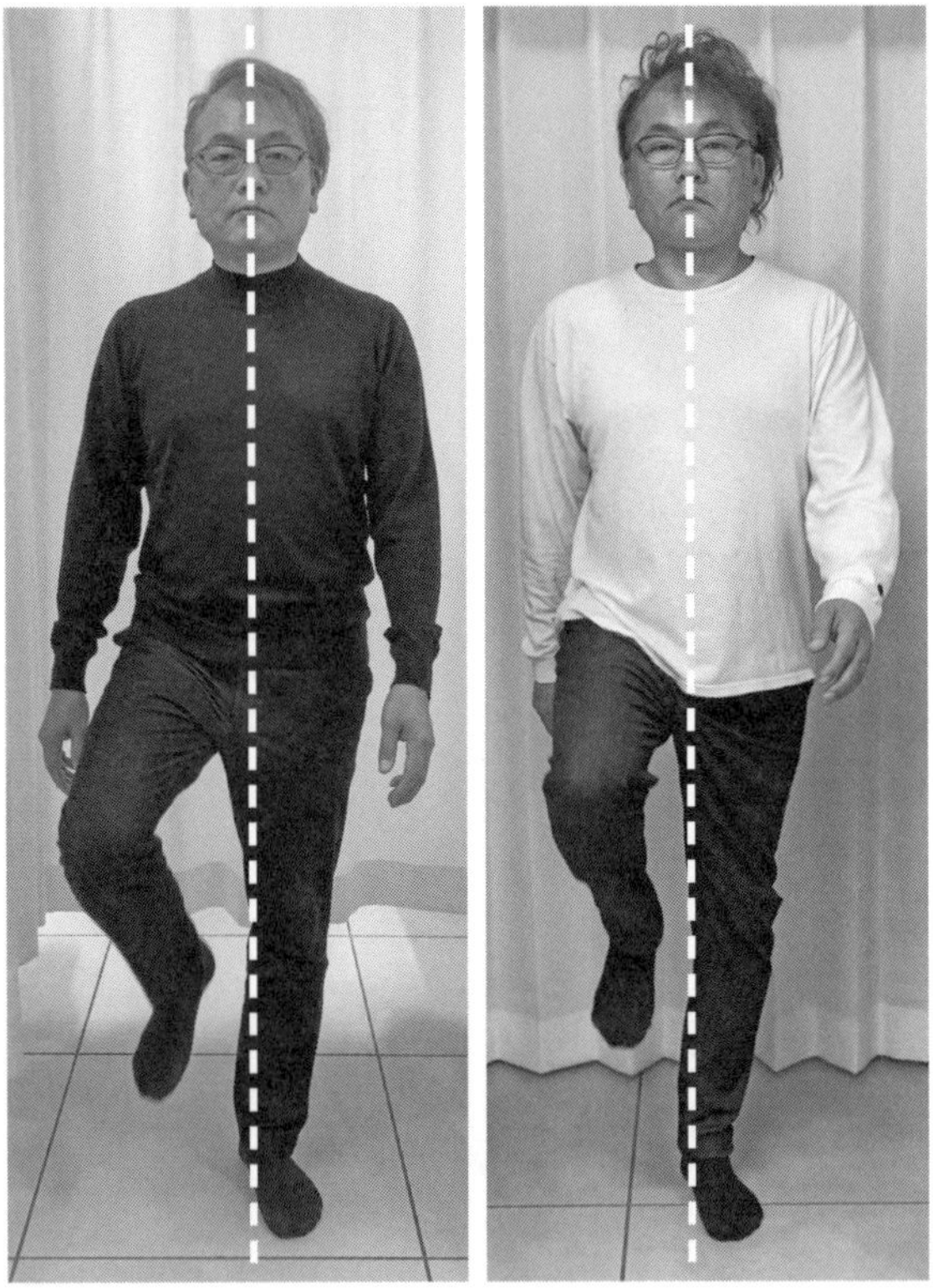

秀樹さんの足踏みする写真。施術前（左）はひざが開き過ぎているが、施術後（右）は改善している。

ケース❷

30年以上の腰痛、股関節痛が消え、小学生の息子はメガネが不要に!!

N・Yさん（福岡県在住　経理　42歳）

中村先生の接骨院では、カルテに「体で気になるところ」として、数々の病気や症状の項目がズラッと並んでいるのですが、私は初めて訪れた際、それらのほとんどに「該当する」の丸をつけたのを覚えています。

仕事は夫の会社の経理を手伝っています。といっても子育てもあるので（小学生の長男と、保育園へ通う次男がいます）、自宅でひたすらデスクワーク。移動は家と保育園のみで、しかも車を使っています。ほとんど体を動かさない生活です。

もともと腰痛と股関節痛があったのですが、どこかが痛み始めたら近くの接骨院へ行くか、あとは「お風呂に入って寝れば大丈夫」などと、「気のせい」と思うようにしてやり過ごしていました。

腰と左の股関節の痛みが1回の施術で改善

夫が中村先生とは以前から知り合いで、「先生に診てもらおう」と言うので、診ていただくことにしました。最近、視力が悪化してガチャ目になっていた小学生の長男も連れて行き、一緒に施術を受けました。

施術といっても、中村先生はマッサージのような触ったり揉んだりすることは一切何もしませんでした。ご自身の理論に基づき、目から背骨を治すために開発した器具を使って、10分で背骨のゆがみを整えてくださいました。そのたった10分で、30年以上悩まされていた腰痛も股関節の痛みもなくなったんです！

どうやら頭と首の位置が大幅にズレていたようです。先生の考案した矯正術は、人の力を借りて一時的に正すのではなく、自分の力で補正することになるので、矯正力が全然違います。

先生のところへ通い始めてすぐに東京から福岡へ移住したので、接骨院へ通院するのが不可能になってしまいました。そこで、先生が開発した健康器具「カチッとハマる®」をレンタルし、1日5分、気づいたときに使って、体のゆがみを整えています。

お陰で生理痛もなくなりましたし、PMS（月経前症候群）も緩和され、イライラしなくなりました。睡眠も2～3時間で目が覚めていたのが、今は5～6時間続けて眠れるようになりました。血流をよくする漢方も飲むのをやめました。

長男の視力が劇的に快復！　かけっこもビリから1位に！

自分のことばかり先に話してしまいましたが、実は長男の視力の快復がすごかったん

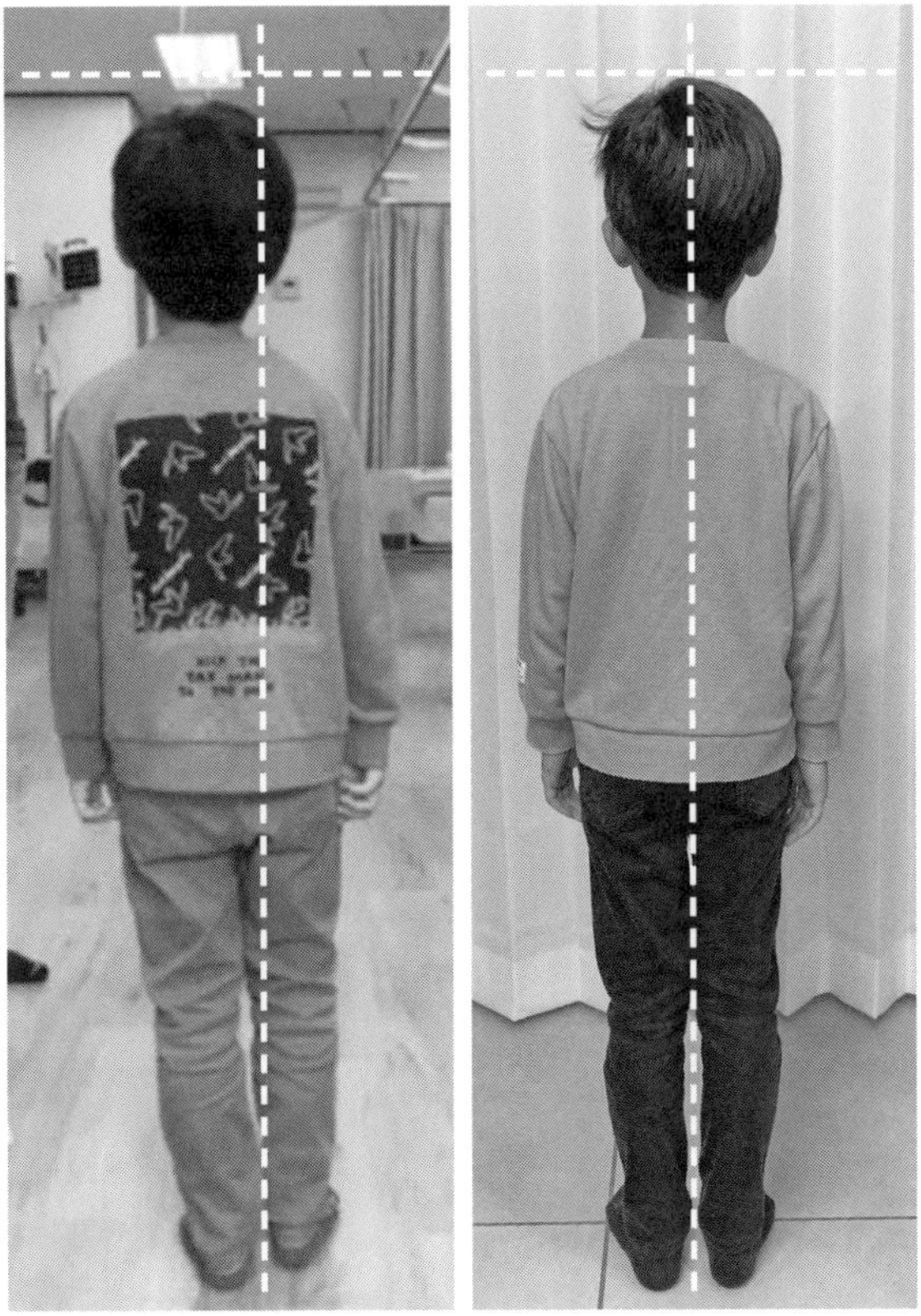

長男くんの後ろ姿。施術前（左）はからだ全体が曲がっているが、施術後（右）はよい姿勢になっている。

です。私以上だと思います。

小学校に入学する際の就学時健診で、息子の視力はAランクでした。ところが突然、「黒板の字が見えない」と言い始め、秋の健康診断ではCランクに。メガネが必要だと診断されたので、すぐに近視用メガネを作りました。

中村先生のところを訪ねたのは小学2年生の6月でした。施術をしてもらい、その後、家でも先生の「カチッとハマる®」を使って背骨のゆがみを矯正していたら、2カ月後にはメガネが要らなくなったんです！

視力が落ちてからずっと、先生にお願いして黒板に近い席に座らせてもらっていましたが、今は後ろのほうでも平気になりました。

驚いたのは視力の快復だけではありません。姿勢が抜群によくなりました。目が悪か

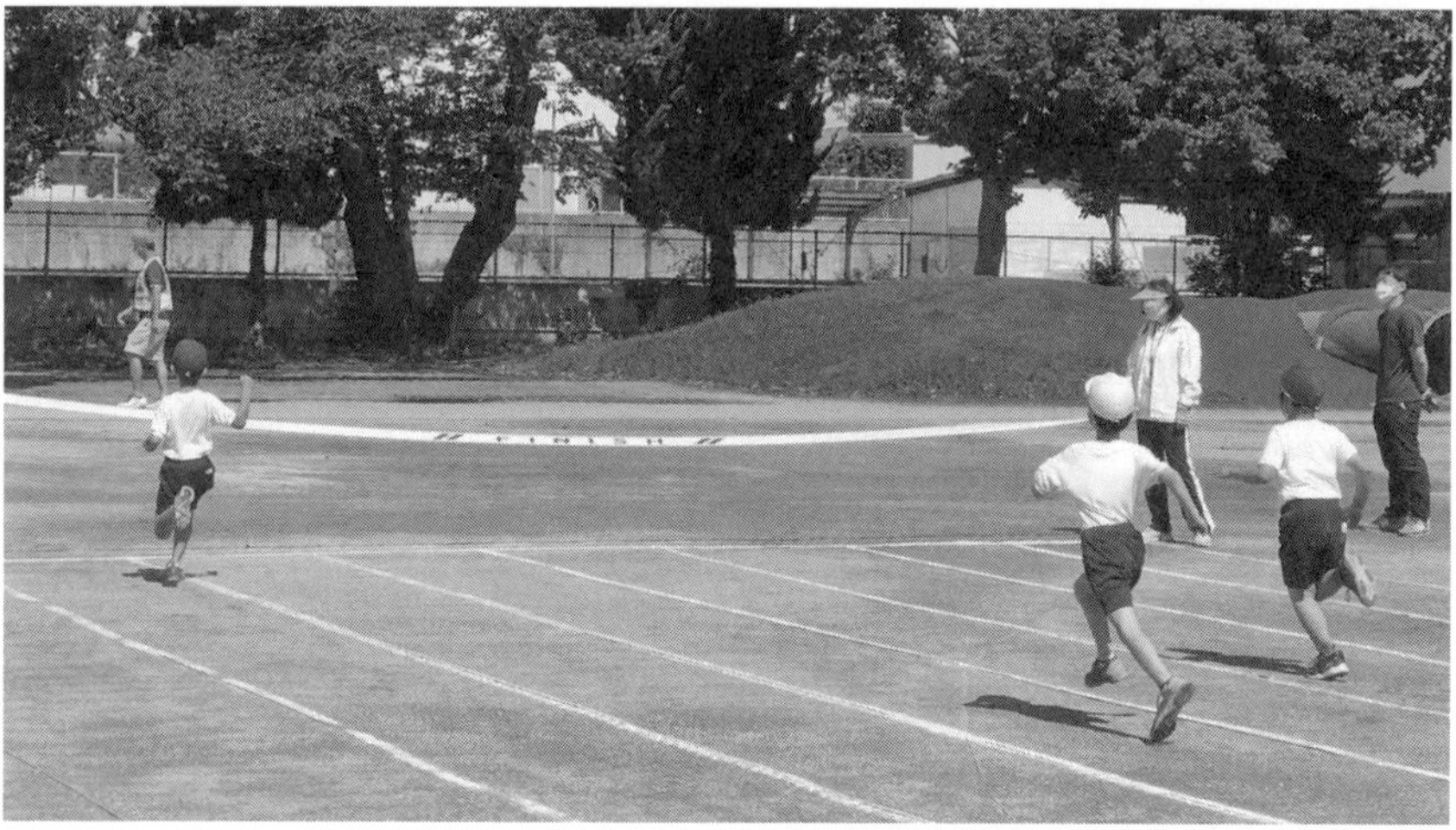

姿勢がよくなって運動能力も向上！　かけっこでは１位でゴール！

った頃の長男は、いつもうなだれているような歩き方をしていました。かけっこもビリが多かったのですが、視力が快復して姿勢がよくなってからはなんと1位になることができました。跳び箱も跳べるようになりました。

体幹もしっかりしてきました。子どもとは思えないほどキック力もあります。本人も「体を動かすのが楽しくなった」と言い、毎日駆けずり回っています。

そうそう、余談ですが、子どもたちが走り回るとき、以前の私は追いつくことができませんでした。でも、今は一緒になって走り回ることができます。

背骨のゆがみを整えるだけで、こんなにも体の使い方、動かし方が変わるんだなと実感しています。

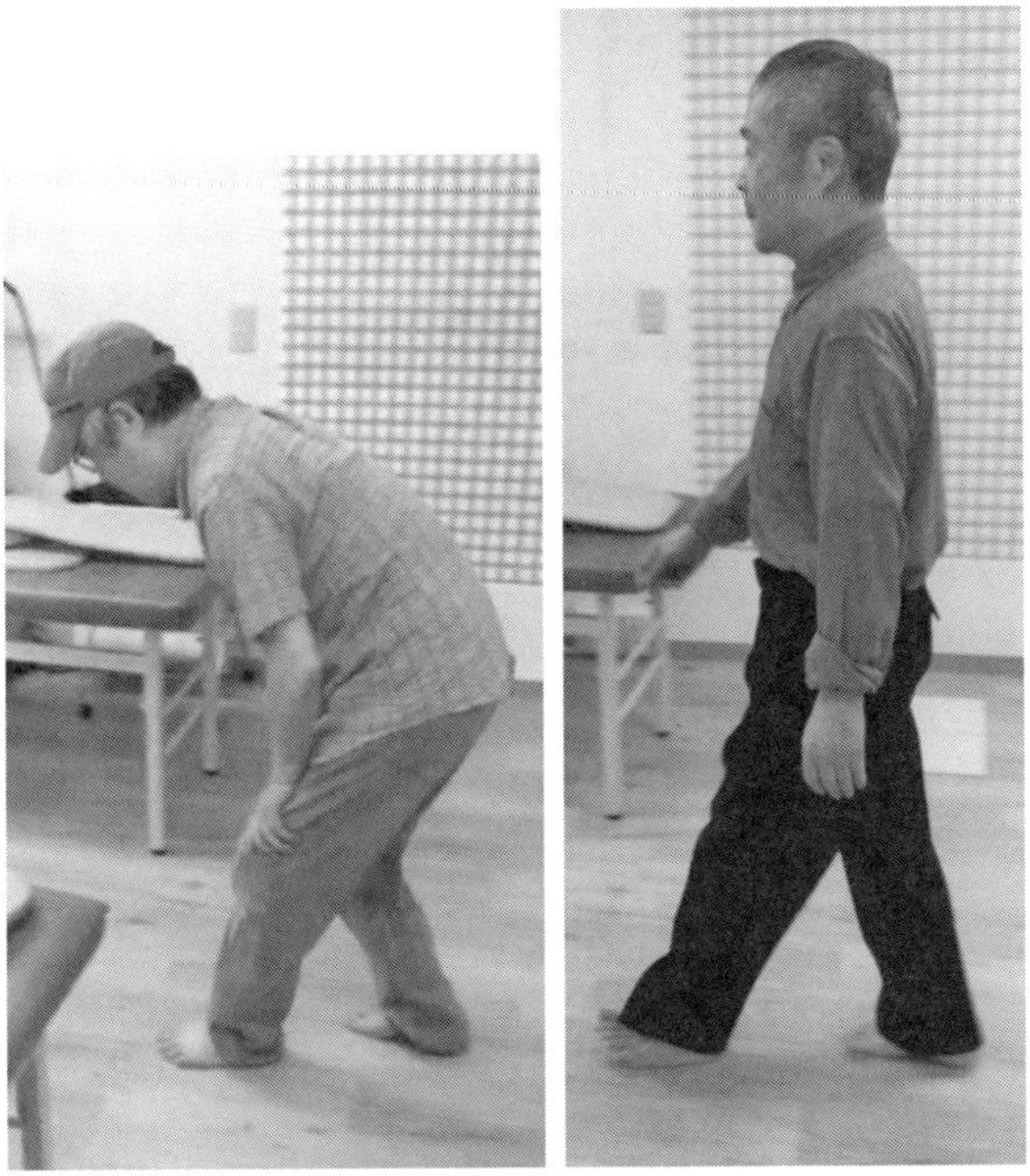

N・Mさんの歩く姿。施術前（左）は歩行器なしで歩くと、完全に腰が曲がっていたが、施術後（右）は自力でまっすぐ歩けるように。

ケース❸

歩行器がなくても歩けるようになった！

N・Mさん（東京都在住 70代）

脊柱管狭窄症で、背骨の真ん中がすり減り、神経を圧迫するようになってしまいました。それも1カ所ではなく、3カ所ぐらいがそうなってしまっていたので、完全に背中を伸ばすことができず、杖どころではなくて、歩行器がないと歩けませんでした。

ところが、中村先生の接骨院で目から背骨のゆがみを治す「カチッとハマる®」を使っての施術をしてもらったところ、徐々に改善されていきました。

最初は背中が丸まった状態で、肩甲

骨も固まってしまっていたので、背中を伸ばすことができなかったんです。それが、平たい畳の上に仰向けにちゃんと寝られるぐらい、体に柔軟性が出てきて、6カ月後には写真の通り、まっすぐ歩けるようになりました。もちろん、歩行器なしで、です。

　とても驚きましたし、感謝しています。

ケース❹
歯科矯正したのにかみ合わせが悪くなって……
H・Mさん（東京都在住 会社員 27歳）

　私は会社員でデスクワークをしています。18歳から23歳までの時間をかけて、トータル１００万円をかけて歯科矯正をしました。でも、目の高さが違うことがひとめでわかるほど顔が傾いていて、それが原因で、歯並びとかみ合わせが悪くなってしまいました。中村接骨院へ行こうと思ったのは、顎関節症《がくかんせつしょう》で痛みが出てしまったからです。

　他に持病もありました。せきぜんそく、卵巣嚢腫《らんそうのうしゅ》、そして脊柱側弯症《せきちゅうそくわんしょう》です。そのためふだんから、ぜんそくが出たときにはぜんそくの薬を、卵巣嚢腫のためにはピルを常用

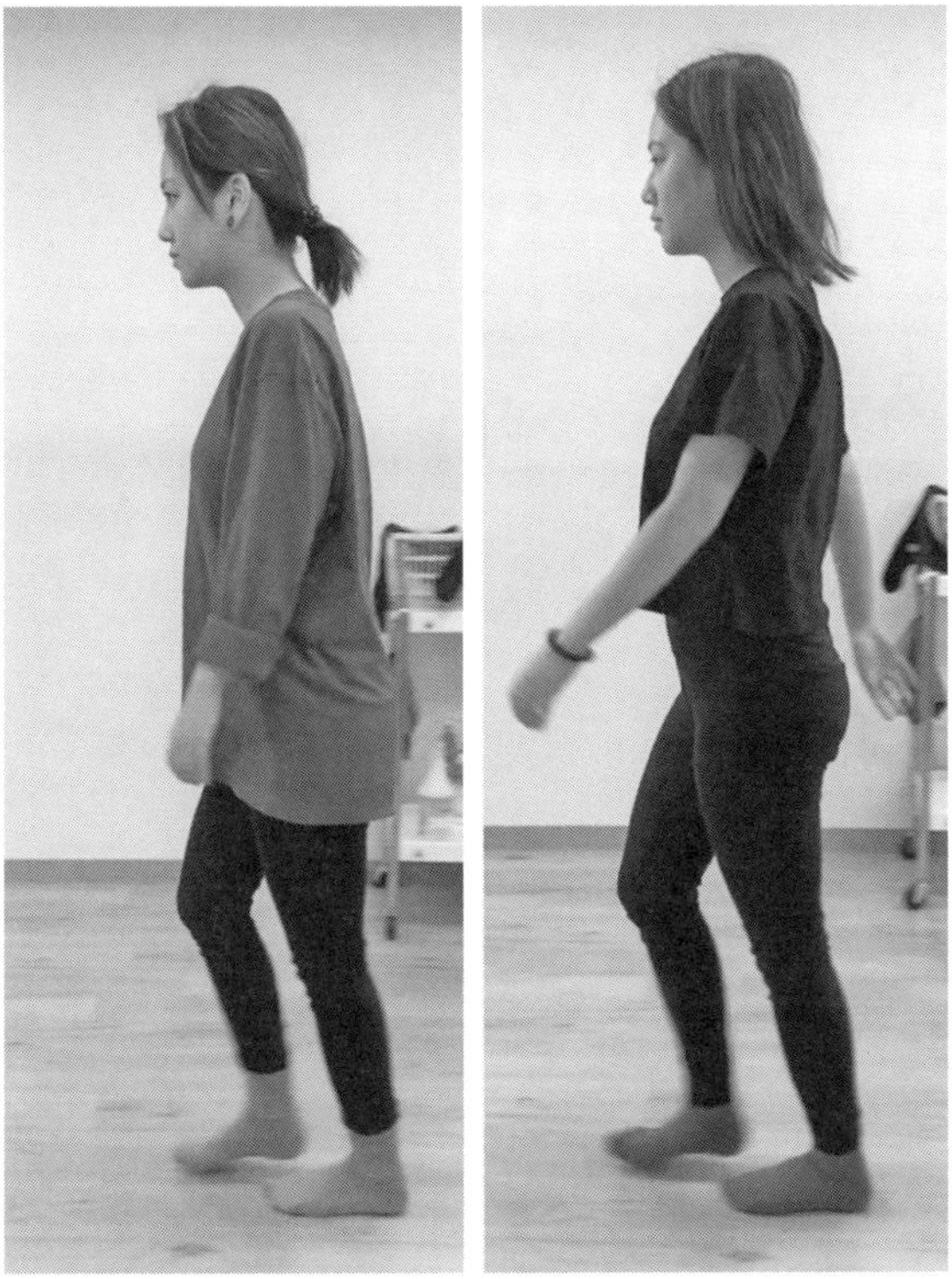

H・Mさんの歩く姿。施術前（左）は前傾姿勢になっているが、施術後（右）はよい姿勢で歩けるように。

していました。

そして脊柱側弯症は、整形外科や他の整体、接骨院へ行っても、「治らない」と言われていました。

ところが、中村先生の整骨院で約3週間、視覚の調整と短回旋筋矯正を行ったところ、顎関節症が改善され、あごの痛みがすっかりなくなったんです。下あごと上の歯が合っ

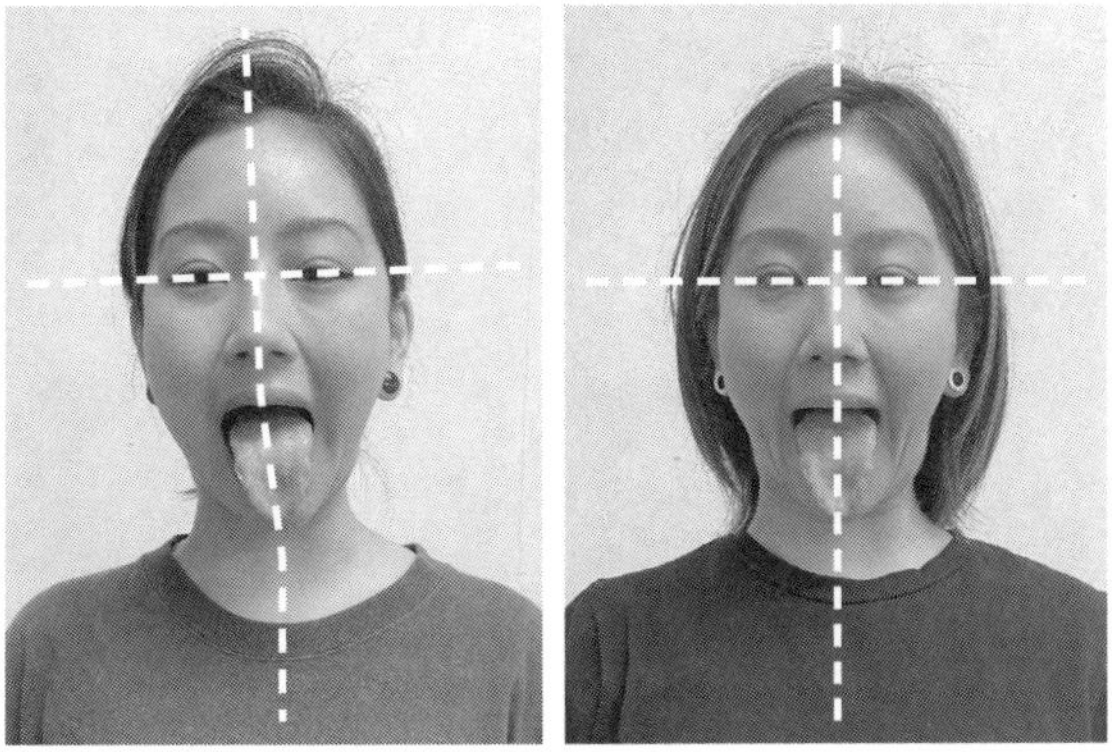

施術前（左）は舌を出してもらうと左に傾いていたが、施術後（右）は舌の位置もまっすぐになった。

ていないように感じていたのですが、その違和感も解消されました。

脊柱側弯症もよくなって、肩こりもなくなり、首の回旋もスムーズになりました。見た目にも顔まわりがスッキリしたせいか、「痩せた？」と言われることが増えました。

目から背骨を矯正することで顔のゆがみも治るんですね。それとともに歯並びのゆがみも整ったので、歯科矯正をまたしなくてすみました。

歯科矯正をしたのに、どうもかみ合わせがよくないという人はもちろん、肩こりや腰痛などに悩んでいる友人にも、ちゃんと背骨のゆがみを治すことを勧めています。

ケース❺

ヨガの指導者なのに体と顔の位置がズレ、背骨が硬かった

T・Kさん（埼玉県在住　ヨガ指導者　65歳）

ヨガの指導者として働いています。ヨガの特殊なポーズを長い時間、取り続けているせいか、首と肩の痛みに悩まされてきました。

慢性腎炎、股関節炎で入院したこともあり、降圧剤、尿酸値を下げる薬、コレステロ

ールを下げる薬、腎臓のための漢方薬も飲んでいます。

首と肩の痛みを少しでも緩和したくて、自然療法、気功、遠赤外線療法、整体、鍼灸などいろいろ試してみましたが、まったく治りませんでした。そんななか、知人から紹介され、中村先生の接骨院を訪れました。

実際に先生に診てもらったところ、どうも顔の位置が、体に対して右側にズレているとのことでした。そのズレによって首の筋肉が硬くなってしまい、正しい位置に戻れない状態になっていると言われました。

体の中心を走る線を「正中線」というそうですが、どうやらその正中線の位置がズレたまま、ヨガの指導をやり続けてしまっていたようです。

ヨガをやるうえでの柔軟性は持ち合わせているつもりでしたが、背骨が硬くなっているので、それを改善することからスタートし、治療を半年ほど続けました。そのおかげで、調子がすごくよくなりました。

ケース❻

介護で腰を痛めた母と、糖尿病Ⅱ型の娘の症状が改善

H・Oさん（東京都在住　主婦　60代）

最初は主人が中村接骨院へ通い始め、体調がよくなったので、私と娘も通院することにしました。当時、私は姑の介護をしており、姑の体を支えて起こしたりしていたので、自分の腰の具合が悪くなってしまったのです。家事もできないほどつらかったのですが、中村先生のところで施術をしてもらい、背骨のゆがみを改善してもらったところ、腰痛もかなり緩和し、次第に活発に動けるようになりました。

娘は大学生ですが、若いのに糖尿病Ⅱ型を抱えていました。その改善と、姿勢も悪いので治したいということで、私と一緒に中村先生のところへ行きました。

先生の見立てでは、「症状としては上半身が大きく傾いているので、顔は右に傾けてバランスをとろうとしているものの、顔全体が左に寄っている」とのことでした。

施術を行ってもらったところ、下半身の傾きと顔全体のゆがみが改善され、3カ月ほどで糖尿病Ⅱ型の数値も正常になったのです！　以前は疲れやすくて目の隈もひどかったのに、それも改善されたばかりか、小顔になったと友人からの評判も上々だそうです。

第5章

私はなぜ「骨格視覚矯正」の創始者になったのか

スーパーマンになりたかった子ども時代

第5章では、私がどうして背骨のゆがみに着目し、「カチッとハマる®」を開発するにいたったのかを理解していただくため、これまでの経歴をお話ししたいと思います。

私は1970年10月に東京都中野区に生まれました。その3年後に妹が生まれ、祖父母と父母と6人で幸せに暮らしていました。しかし、私が7歳のときに父が他界し、生活は一変します。それまで父の実家に住んでいたのですが、そこに父の弟家族が入ることになり、私は母と妹と一緒に荒川区のアパートへ引越しました。4畳半と3畳だけで風呂なし、共同トイレという暗くて狭いボロアパートでした。

当然、経済的にも決して恵まれた環境とはいえませんでした。母は私と妹を育てるため、朝から晩まで身を粉にして働いていました。

小学生の頃の私は、クラスでも前から1番か2番目に背が低く、勉強も決して得意ではありませんでした。体が小さく、父がいない家庭の子、しかも転校生ということもあり、同級生によくからかわれ、いじめられたこともあります。でも、負けん気の強い私はたとえ相手が複数でも毅然と立ち向かっていました。

スーパーマンみたいに世界一強い男になりたい。そしてエジソンのように自分が亡くなっても後世に語り継がれる人になりたい——。そんなことを考えている子どもでした。

柔よく剛を制す

家族3人、荒川区で暮らし始めてから、母方の祖父によく会うようになりました。第二次世界大戦中、軍隊で武道を指導していた人で、大柄で体格もよく、極真空手の生みの親、大山倍達《おおやますたつ》にそっくりな風貌です。祖父からは、戦争の恐ろしさや軍隊で武道を教えていた頃の話をよく聞かされました。

今思えば、私はこの祖父から多大な影響を受けています。

「柔よく剛を制す」

これは武道の言葉で、弱い者が結局は強い者を負かすという意味です。この言葉をそのまま祖父から聞いたわけではありませんが、自分の体が小さかったこともあり、この言葉のニュアンスを祖父の話から感じ取っていました。

スーパーマンのように強くなりたいと思っていた私は、自然に体を鍛えることに夢中になっていきました。しかも、既存のやり方をなぞるのではなく、自分で鍛える方法を工夫するようになっていました。中学入学以降、ますますその傾向は強くなりました。

中学に入学した当初、陸上部も体験してみましたが、筋力を鍛えるトレーニングを重視し過ぎていると感じ、「これでは背が伸びなくなる」と直感しました。そこで水泳部に入って夏の間だけ泳ぎ、それ以外のシーズンは自分で考えた、走ったり、高いところを蹴ったりするトレーニングを続けました。身長を伸ばし強くなるためには、体の柔軟性を上げること、関節可動域を広げることが大事だと思ったのです。当時から漠然とではありますが、関節可動域を広げることが「柔よく剛を制す」に通じると思っていました。この頃のトレーニングが功を奏し、男性で、50歳を過ぎているにもかかわらず、今でも200度以上の開脚ができるのだと思います。

中学卒業後は都立高校へ進学し、池袋にある極真会館総本部で空手を学びました。

紆余曲折を経てジュエリーの世界へ

高校卒業後はジュエリーデザインの専門学校へ進学しました。体を鍛えることと同様、子どもの頃からものづくりも好きだったからです。そのなかでもジュエリーを選んだのは、比較的制約が少なく、自由に抽象的なデザインを創作できると思ったからです。

2年間しっかり学び、力を身につけることができ、ある東証一部上場企業からデザイナー職で内定をもらいました。

しかし、なぜか「ジュエリーのデザインをやるなら、業界全体のこと、そして仕事の基本である営業を経験しておいたほうがいいのではないか」という気持ちになり、この会社の内定をお断りして、宝石の現地買い付けからデザイン、卸し、小売りまですべてを行っている総合宝石メーカーの「みつわ」に就職しました。

最初に配属になったのは「みつわ」の子会社である宝石専門店ミワ銀座店でした。高額な宝石を販売するためには接客のクオリティーが求められます。そういう意味で、ここでは、今の私にとっても大切なことを学べたと思います。

1年後、「みつわ」本社の販売促進室企画デザイン室へ異動になりました。実は入社当時、社長にデザイナー志望で内定をもらっている会社があったことを話し、作品集もお見せしたのです。それを覚えていてくださったようでした。ここでは社内のさまざまな企画からデザイン・販促物の制作なども経験しました。社長に同行し、真珠の養殖の取材へ行ったこともありました。いずれにしてもクリエイティビティーが求められるセクションだっただけにやりがいがあり、充実した日々を送ることができました。

そんななか、思いがけない出来事が起きたのです。

妹が脊髄損傷、「一生、車椅子生活」と医師から宣告される

企画デザイン室の配属になって4年が過ぎた頃です。黒磯のスキー場で妹が大怪我をしたという一報が入りました。スノーボードで転倒したようでした。

私はすぐに妹が運ばれた黒磯の病院へ駆けつけました。妹は脊髄損傷で即入院、胸から下は、まったく動かせない状態でした。

入院数日後、どうしたら歩けるようになるかと質問する私に、医師は椅子から立ち上がると、両腕には肘まで包み込む装具をはめ込み、両脚は股関節あたりまでを包み込む装具をはめ込むジェスチャーをしながら、こう言いました。

「妹さんは、ここまでしても歩けるようになりません。一生車椅子生活です」

私は「えっ⁉」と、自分の目と耳を疑いたくなりました。と同時に、その瞬間、「医者が治せないなら、兄の私が治してみせる」と決意したのです。

このとき、私の人生が変わりました。

実は、子どもの頃から強くなるための独自鍛錬法を考えたりしていたこともあり、私はどうしたら関節が壊れるのかなど、体の仕組みに興味がありました。それで、「みつわ」に勤務している間も知り合いの骨接ぎ院の先生のところへ行き、施術の方法を教わったりしていたのです。

その先生からはよく「センスがいい」と褒めてもらいましたし、自分でも施術を体験するのが楽しかったので、妹の状態を見てすぐに「私が治す！」と思ったのでしょう。

自分の〝力〟を信じ、朝から晩まで妹に付き添い、妹の体に触れてマッサージをしたり、腕や足を持って動かしたりといったことをひたすら繰り返しました。

自分の人生はもうどうなってもいい、絶対に妹を歩けるようにする。ここまで女手一つで私と妹を育ててくれた母を幸せにする。それが私のモチベーションでした。

妹が快復し、歩けるようになったのは奇跡ではない

私が妹の両手両脚を四六時中、ほぐしたり、さすったり、持ち上げたり、動かしたり

しているうちに、少しずつ動くようになっていきました。もちろん、最初は起き上がることまではできず、ベッドに横たわったままでした。でも、日に日に妹の顔色はよくなり、驚くことになぜか肌つやまでピカピカになっていきました。

妹の脚をずっと動かしたりしていた、と言いましたが、彼女の脚を無理矢理、私の力で動かそうとしたわけではありません。妹には「自分で指令を出して」と何度も言いました。要は、運動神経回路を連動させて動かすということを、ひたすらやり続けたわけです。それを続けるうちに、妹が自分の力で脚を動かせるようになっていったのです。

妹のリハビリ中に「カチッとハマる®」のアイデアが生まれる

私は、どうしても妹を車椅子の生活にはさせたくなかった。それで入院先の病院の個室に泊まり込み、つきっきりで脚を動かしていたのです。もちろん、私だけの力で治せるものではありません。医師にはちゃんと骨をつなぐ手術をしてもらいました。そのことには本当に感謝しています。

妹が入院した当初は、「みつわ」を休ませてもらっていましたし、会社は、半日勤務でもいいから継続して働いてほしいと言ってくれました。

しかし、私自身は妹を完治させたいという思いが強かった。それと妹のリハビリをしながら、私は人の体を改善する方法をあれこれ考え、実践するのが好きなのだと改めて実感し、次第に「この道に進もう」という覚悟が固まっていきました。

その結果、会社を退職させていただくことにしました。

退職後、東京医療専門学校柔道整復科に入学し、柔道整復師のスキル習得はもちろん、資格取得を目指して勉強しました。それ以外にも、気になる整体法やカイロプラクティックがあれば、すぐに訪ねて行き、見よう見まねで覚えて、自分なりに改良し、妹にやってみるということを繰り返しました。

そうした経験から、背骨一つひとつを正しい位置に戻すことや、重い頭が体幹軸と精度高く同一線上にあることが重要であると実感するようになりました。

妹は数年後、さらに自然に歩けるようになりました。そして結婚し、2男2女の母になることもできました。

妹の結婚式は、私の人生で一番うれしかった出来事です。ずっと父親不在の家庭だったこともあり、私が妹の父親代わりだという思いが強かったからかもしれません。とにかくあの日は信じられないぐらいの幸福感に包まれていました。

人が喜ぶ顔を見続けたくて数々の製品を開発

1999年に東京・南千住に中村接骨院を開業（現在は日暮里駅前に移転）し、妹だけでなく、さまざまな方の施術をするようになりました。本当に数え切れない人数の方々を治療してきました。実際に背骨のゆがみや顔のゆがみを改善する施術を行うと、みなさんたちまち生き生きした表情になり、非常に喜んでくれます。

こうした治療と並行して、健康によい器具を開発することにも時間を割いてきました。私はかつてデザイナーだったこともあり、何かアイデアを駆使して発明をするのも好きなのと、患者様の体をよりよくしたいという強い気持ちがあるからです。健康維持のためには運動や筋トレが必要だけれど、みなさん、日々の生活に追われてなかなかできない。じゃあ、どうしたらよいのか……と、その解決策をとことん考え、これまでに多くの特許も取得してきました。

例えば、日本とアメリカで、すでに治療理論で特許を取得しているリハビリ器・運動機械は、妹が歩けるようになるまでの治療をもとに研究し、発明したものでした。ゆがみのある体を整え、しかもゆがみが戻りにくいというだけでなく、多くのお客様に協力をいただき、臨床実験を行った結果、その器具を使うだけで「ウエストが5センチも細くなった」「体重が落ちた」という報告をいただきました。

それを自分の体で実証したくて、2年かけて体重を20kg増加させて、半年間、その体重を定着させてから、本当にダイエット効果が期待できるのか、試したことがあります。ところが、20kgどころか、さらに半年かけて25kgまで体重を増やしてみたところ、さすがに体調を崩し、病院へ駆け込みました。医者に増量した理由を正直に話したところ、「バカじゃないのか。血圧、血糖値などの数値が相当悪くなっている。今すぐやめなさい」

とドクターストップをかけられました。そのため、それ以上に太ることはあきらめて、特許製品の効果を試したのです。

食事も調整しつつ、1日10分だけ特許製品を使ってみたところ、なんと1カ月間で20kg以上、体重を減らすことができました。もっとも、これはあくまでも自身の研究のために、自らの体を使って行った実験であり、非常に危険な行為なので、絶対に真似しないようにしてください。

実際、大きな代償もありました。

私はもともと武道をやっていたこともあり、体力には自信があったのでこのような実験を試みたのですが、完全に体力は落ちていました。急激に痩せた1カ月後、武道の稽古中に飛び蹴りをして着地した瞬間、踏ん張った足のひざの前十字靭帯が断裂。さらに内側半月板も断裂してしまうという怪我をしました。

でも、この経験も、実は次なる発明につながっています。自分の体をもとにいろいろと試行錯誤を繰り返した結果、ひざにある「曲泉《きょくせん》」というツボは、ひざの痛みをとる効果が高いことに気づくことができました。

そこで私は「曲泉」を刺激する器具を発明しました。当時、中村接骨院には変形性膝関節症やひざの痛みが原因で悩んでいる患者様が150名以上、定期的に通院されていました。そこでみなさんに協力していただいて、その器具のエビデンスをとることができました。こちらも特許を取得しています。
そんな具合に何でも突き詰めて自分で生み出していくのが好きなのです。

「カチッとハマる®」が誕生するまで

話は変わりますが、江戸時代の人は、手の指に塩をつけて歯を磨いていたそうです。しかし、明治、大正あたりから日本でも歯ブラシが製造されるようになり、今は歯磨きといえば歯ブラシを使うのが定番です。

同じように、背骨のゆがみを治す手段も〝手技〟に頼るのではなく、もっと最適なかたち、すなわち、器具を使ったほうが最適ではないかと考え、研究と実験などで試行錯誤を繰り返しました。そこで誕生したのが「短回旋筋矯正®」と、「カチッとハマる®」という器具です。

この理論が評価され、2016年から4年連続で、ミス・ユニバース・ジャパン、ミス・アース・ジャパンなどのビューティーキャンプの講師に指名され、出場する女性たちのウォーキングの指導や、背骨のゆがみを正しくする仕事をさせてもらいました。

そうして当院に通い始めたファイナリストのみなさんが、口をそろえてこう言ってくれました。「今までウォーキングの指導を受けてきたけれど、どういうことかわからなかったんです。でも、中村先生の指導を受けて、これまで他の先生に言われてきたことが体で実感できて、わかるようになりました」と。

手取り足取り指導する従来のウォーキング指導では、常に意識し続けることで、美しいウォーキングを手に入れるための努力をします。

一方、私が発明した「カチッとハマる®」は、さまざまな医療機関にかかっても治らない痛み、不調を改善することを目的として発展してきたものです。

その仕組みは歩行診察を基本とし、ひどい歩き方の人でも、背骨を正しい位置に戻すことによって、意識しなくても正しい姿勢で歩けるようになることを目的にしています。それによってファイナリストの女性たちも、正しい歩き方を頭ではなく、体で理解できたということなのです（新型コロナウイルスの影響で２０２０年以降、大会自体がなくなったことをきっかけに、現在は講師の仕事は辞退しています）。

ビューティーキャンプの講師として活動した経験や、中村接骨院へ通ってくださる患者様を対象に行ってきた施術の実績によって、『短回旋筋矯正®』と『カチッとハマる®』を進化させることができました。現在では、背骨の一つひとつを正しい位置に整えることが、あたかも歯ブラシで気軽に歯を磨くように、患者さんが自分で簡単に行えるまでに進化させることができました。今、『短回旋筋矯正®』と『カチッとハマる®』を数多くの患者さんに使っていただいています。

一人でも多くの方が健康寿命を延ばし、「天寿」をまっとうするまで人生を最大限に謳歌できるよう、私にできることに精一杯取り組んでいきたいと考えております。

おわりに

私の使命は世界中の人の「健康寿命を延ばす」こと

よい姿勢がいかに大切か、そしてなぜ「目から」を意識して背骨のゆがみを治すことが大切なのか、ご理解いただけたかと思います。

健康であり続けることは、人にあらゆる可能性をもたらし、しかも、幸せにしてくれます。

私の願いは、「健康法で迷子」になる人を少しでも減らすことです。

世の中には「健康になるための方法」があふれています。しかし、私のところに来る患者様には、「いろいろ試したけど、全然効果がない」とあきらめモードの方が多いのです。そのうえ、ひとつではなく、複数の悩みを抱えている方がほとんどです。

姿勢のゆがみを「目から」治す方法は、そうした「いろいろと試したけど効果がない」「複数の悩みを抱えている」といった方々に喜んでいただけています。極めてシンプルな方法ではありますが、さまざまな痛み、不調に効果がある方法を追究し続けて生まれた、「不可能を可能にする」特許技術を活用した方法だからです。

あなたも「目から」体のゆがみを治すことで、痛みや不調から解放されるのはもちろん、今は想像できないほどの能力を発揮することができるようになるでしょう。

けれど、人は痛みや不調から解放されると、健康でいること、絶好調で生きることのありがたさを忘れやすいものです。体の痛みがなくなったからといって、ゆがみを治す習慣をやめてしまうと、知らず知らずのうちに関節がすり減り、健康寿命に悪影響が出てしまいます。

そうならないよう、本書でお伝えしたように、自分の歩く姿と立ち姿を撮影して、客観的に確認する習慣をまずはつけてください。また、折に触れ、本書を読み直されることをお勧めします。加齢にともなって増えてくる「痛み」や「病気」の原因が背骨のゆがみから始まることへの理解が深まり、正しい姿勢を習慣化する助けとなってくれるでしょう。

本書は多くの方々の支えがあり、こうして形になりました。
精神科医、樺沢紫苑先生。

編集者　山浦秀紀さん。ご縁をつないでいただいた飯田伸一さん。編集協力　いのうえりえさん。

谷田部先生。西澤ロイさん。一功さん。

中村接骨院　中村薬　漢方堂のスタッフ。

いつも応援してくれる妻、私が皆様のお役に立てるのは、あなたのおかげです。

父が亡くなり、苦労しながらも、明るい笑顔と後ろ姿で育ててくれた母。

そして、妹、君の怪我がきっかけとなり、多くの人が救われる施術を発明することができました。


最後に、この本を読んでくださった読者様。すべての方にお礼を申し上げます。ありがとうございます。心から感謝しております。

２０２３年６月５日

骨格視覚矯正　創始者　中村弘志

●著者略歴

中村 弘志（なかむら・ひろし）

骨格視覚矯正 短回旋筋矯正 創始者
一般社団法人 国際特許医学協会 代表理事
中村接骨院院長、中村薬 漢方堂代表

1970年東京都生まれ。体のゆがみと小顔矯正の専門家。子どものころ、武道と気功、整体を習得。妹が脊髄損傷し、「一生、車イスだ」と宣告されたことから、それまで勤めていた会社を辞め、気功や整体の知識・技術を活かし、妹の治療に専念。その試行錯誤のなかで独自の治療法を生み出し、妹は症状が改善し、歩行できるようになる。これを機に柔道整復師の国家資格を取得し、1999年、中村接骨院を開業。オリジナルの体操指導やツボ治療などにより、「姿勢がよくなった」「体の痛みがなくなった」「肌がきれいになった」など、その効果が評判となっている。また治療理論で特許意匠などを20以上取得し、テレビや雑誌などのメディアでも活躍。2016ミス・ユニバース・ジャパン長崎大会ビューティーキャンプを皮切りに、ミス・アース・ジャパン・ファイナリスト講師を４年連続歴任（コロナをきっかけに退任）。著書に『ひざ痛が消える！ 魔法の５秒体操』（ＫＫベストセラーズ）がある。

公式ホームページ kaokarada.com

体のゆがみは「痛み」や「万病」の原因！
悪い姿勢は天井を見つめて治しなさい

2023年７月12日　　第１刷発行

著　者　中村　弘志
発行者　唐津　隆
発行所　株式会社ビジネス社
〒162-0805 東京都新宿区矢来町114番地
神楽坂高橋ビル５階
電話 03(5227)1602　FAX 03(5227)1603
https://www.business-sha.co.jp

カバー印刷・本文印刷・製本／半七写真印刷工業株式会社
〈カバーデザイン〉谷元将泰　〈本文デザイン〉関根康弘（T-Borne）
〈イラスト〉小沢陽子
〈編集協力〉いのうえりえ　〈協力〉合同会社 Dream Maker
〈編集担当〉山浦秀紀　〈営業担当〉山口健志

ISBN978-4-8284-2537-5